大展好書　好書大展
品嘗好書　冠群可期

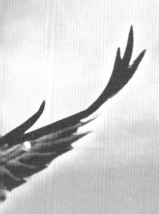

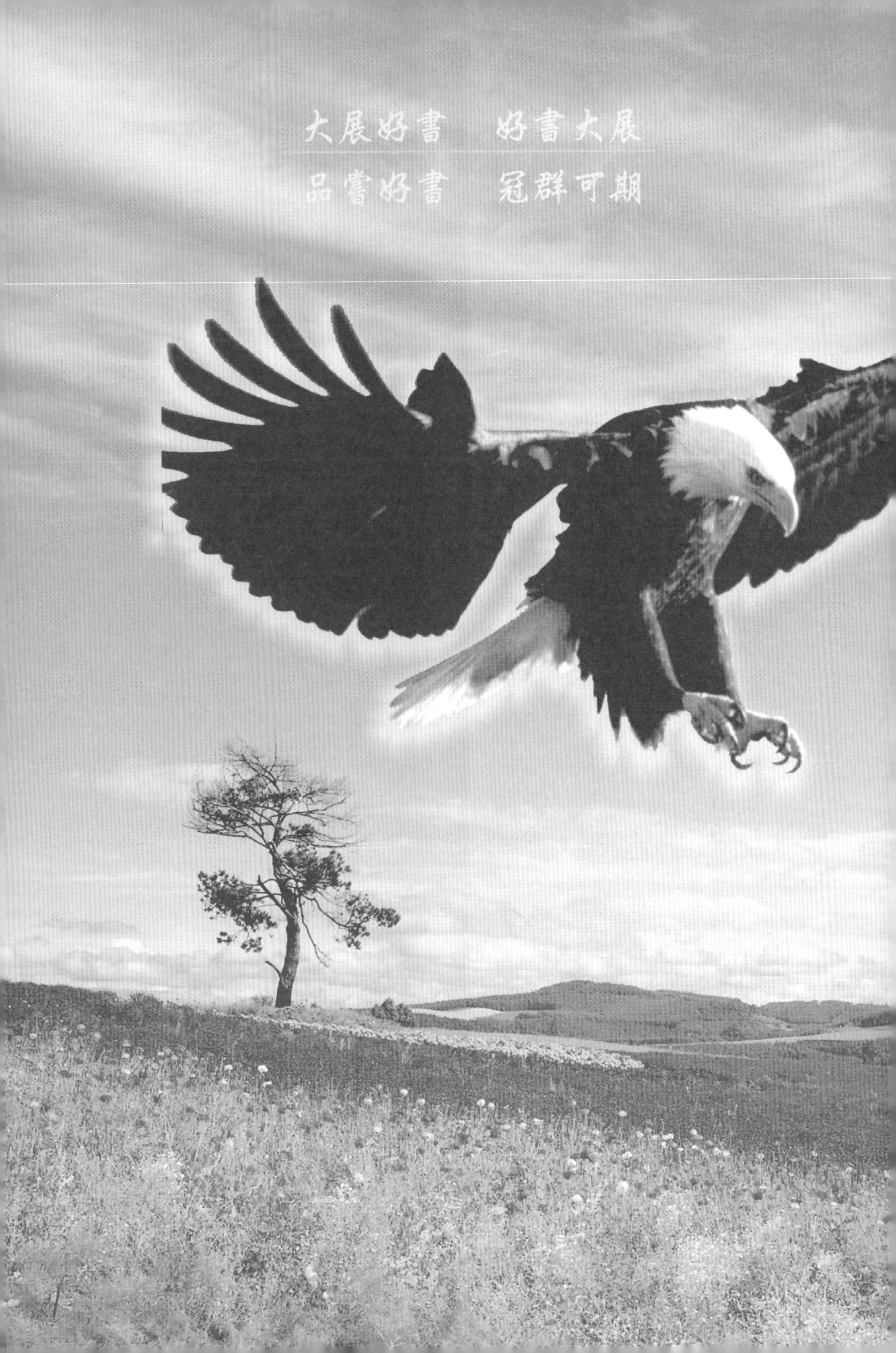
大展好書　好書大展
品嘗好書　冠群可期

壽世養生 35

心想事成冥想呼吸法

蔡媛惠 編譯
洪 洋 整理

品冠文化出版社

前言

「呼吸」是吸入氧氣做為體內代謝所需的能源，再吐出二氧化碳等一連串過程。其概念是由現代西洋醫學中的生理學所產生、「呼吸法」則是具備數千年歷史的印度及中國的養生醫學，所以會有一半西方，一半東方的感覺，也是理所當然。

以前據說呼吸與「氣」有密切的關係，像我們經常說的「元氣」「陽氣」「氣長」「氣短」「氣強」「氣弱」「有氣力」……等等日常用語非常多。由於我們的呼吸方法不同，就能使氣力湧現，擁有元氣、恢復陽氣。藉著調整呼吸即可調整氣。

氣息與生命相通，在我們的日常用語中，也經常使用「有呼吸」或「呼吸配合」等方式來表現生命。

我們倘若一～二週不吃東西、只喝水，還能夠維持生命，但是如果停止呼吸三十秒鐘，氧氣無法送達胸部，就會導致意識昏迷，如果停止呼吸三分鐘以上，腦細胞就會死亡。

雖然呼吸與生命具有如此密切關係，但大多數人卻沒有注意到它的存在，真是不可思議！

我們必須藉著呼吸才能進行生命活動，現在的呼吸對於現在的身心具有貢獻，當下進行的每一口呼吸，對於我們的健康和精神狀態都會造成影響。

根據瑜伽文獻的記載，「長息能保持長生」，因此深沉而緩慢的呼吸，不僅能帶來長壽，也有使我們的理想和希望實現的奇蹟力。其理由就是深沉的呼吸能穩定心靈，較能夠引出進行冥想時會產生的α波。

α波被稱為靈感腦波，工作中湧現好構想時、發明家有所發現時，或是集中於一個問題，想得到解答的時候，這時所產生的腦波就是α波。

此外，有許多的宗教家藉著冥想調整呼吸，讓腦波呈現α波或θ波狀態時，才能得到各種的領悟。因此只有培養深沉呼吸法，才可以從我們心底的真我（**真正的自我，也稱為宇宙意識**）中得到靈感，結果就能知道實現個人的理想和希望的方法。

接著，只要在生活中實踐這些方法，就能使理想和希望確實的實現。因此，到目前為止，沒有冥想經驗的人，從現在開始要下意識的加長每次進行的呼吸，藉此開發潛在能力，便能夠因為潛在意識深處的真我，而了解到讓我們的人生獲得真正幸福的方法論。

本書所介紹的冥想呼吸法優點，是隨時隨地都能進行，非常適合現代忙碌人的冥想法。希望擁有本書的人，現在就要開始改變呼吸，以實現希望及理想，能夠展現使體調良好的奇蹟，藉此開闢人生康莊大道。

目錄

第四章　實證　復甦的身心……一一三

——體驗者闡述驚人效果

第五章 任何人都能達到α波的狀態……一五三

——只要花十分鐘，身體就能放鬆

第一章

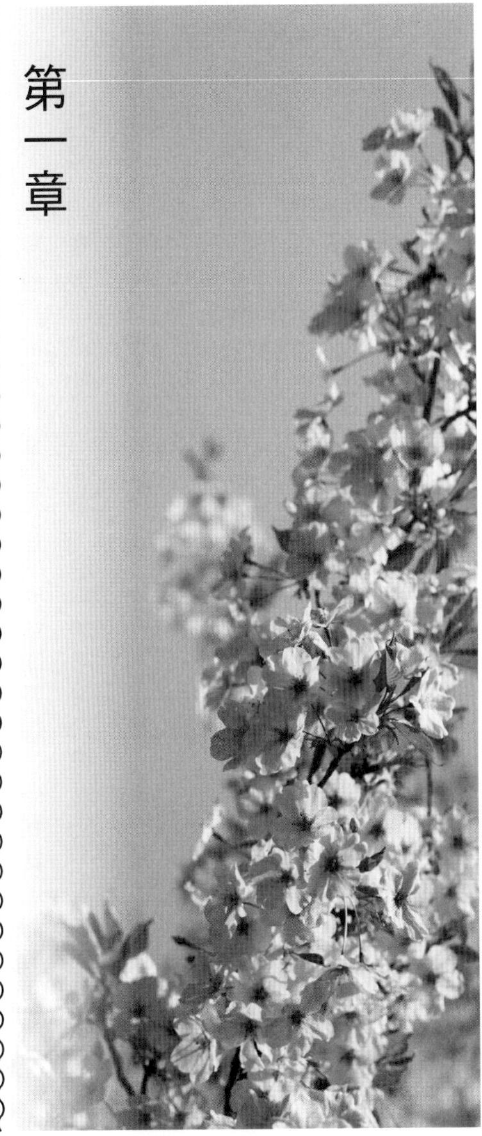

百分之百引發潛在能力

——只靠呼吸就能治好疾病

健康法的原點在於呼吸法

《心想事成，冥想呼吸法》的特點：

第一是，即使不曾學會冥想的人，也能進入冥想狀態，接受來自潛在意識的靈感；

第二是，希望各位能藉此實現真正的希望與理想，得到真正的幸福；

第三是，能恢復自律神經的平衡，是非常理想的健康法；

第四是，它並非什麼艱難的技巧，只要願意誰都可以學會。

《心想事成：冥想呼吸法》，基本上分為三個階段——①丹田呼吸法②冥想法③前兩種方法的合併，藉此而實現希望。關於這三種方法的長處、優點，稍後會舉具體例子為各位說明，而且希望各位能夠進行實際技巧的演練。

做任何事情時，剛開始難免會緊張，但是進行冥想呼吸法原本就是要去除身心的疲勞、使人放鬆，因此要以悠閒的心情和它相處。

現今非常流行各種形式、技巧的健康法，掀起陣陣旋風，但是以呼吸法為基礎的健康法，與其他呼吸法比較起來相對較少。而氣息本身即為生命的表現，我們平常所使用的言語中，也會經常加以使用。

我們假使一～兩週不吃東西、光喝水，還能保持生命，但如果三十秒鐘氧氣無法送達腦部，馬上會意識昏迷、如果停止呼吸三分鐘，除非經過特殊的瑜伽訓練，否則一般人都會出現腦細胞死亡現象。

像這種呼吸＝氧的吸收是非常重要的現象，但是有關如何正確呼吸才能進入充足氧氣的方法，在學校和家庭中都沒有教導。並沒有改變為正確呼吸法的意識，而只是若無其事的呼吸，此為目前的現狀。其理由是認為活著的時候，呼吸是一種正常的行為，尚未產生呼吸與健康法相連的意識。

但不對呼吸法加以重視，實在非常可惜。因為健康與血液中氧吸收量的多寡有密切關係。氧的吸入與呼吸有關。人類體重的十三分之一為血液量，大約為二・五公升至四・五公升。這個血液的狀態若能經常保持健康狀態，身體便能從疾病中解放出來，並提高自然治癒能力。其證明就是：調查健康者及體力豐富者的血液，發現都充滿著新鮮的氧。

但是，因為生病而缺乏體力的人、或是貧血的人，調查他們的血液，其中都欠缺新鮮的氧。雖然上天平等的給予人類空氣，但是也必須以正確的方法充分攝取才行。如果不用高明的方法吸收氧，就無法取得大量的新鮮氧氣。這點十分重要，而學校和家庭卻沒有加以教導，實在非常遺憾！

呼吸法之所以與健康法無法結合，其理由之一就是談到健康法，大家都認為不管從事食物療法也好、有氧運動也好、健身院也好，皆少不了一些金錢預算。例如，即使是食物療法，也需要花一些錢。

但是呼吸是免費的，只不過大家秉持著健康法需要花錢的固定觀念，因此，無法將呼吸法納入社會一般的健康法概念中。

即使是健康法，但若沒有呼吸法幫助而成立的健康法，是不存在的。例如，即使吃了有益身體健康的食物，但此人的呼吸較為淺促，食物便無法完全燃燒，食物在體內變成營養的過程中，就無法充分被消化吸收。平日假使培養了一邊深呼吸、一邊吃飯的習慣之後，就能使食物被充分消化吸收。

食物與氧的關係就如同燃料與氧的關係一般，在怎麼昂貴的煤或是好木材，如果房間的空氣處於缺氧狀態的話，還是會造成燃料不完全的燃燒。同樣的，攝取了對我們身體有益的食物和水之後，或是做了一些好的運動，此時若體內沒有充分的氧，這些效果也無法充分發揮。

原本好水的條件之一便是「擁有適度的氧」。因為它與我們的生活太接近，反而使我們忘記了呼吸的存在，而現在應該再重新認識其珍貴的意義，藉著這個機會希望各位學習正確的呼吸法。

改變呼吸也能控制情緒

所謂呼吸就是吸入氧氣、吐出二氧化碳，這是任何人都了解的事情。於是，氧氣除了提供我們生命，也是不可或缺的，這更是人盡皆知的事。

我們身體的六十兆個任一細胞當中會進行各式各樣的反應，以維持我們的生命。而推動這些種種不同的反應，其能源的來源便是氧氣。

我們由口、鼻吸入肺中的氧氣會穿過肺胞壁，進入血液當中，與血紅蛋白結合，而運送到身體各部，稱為能源的來源。利用這能源所進行的反應，結果便會產生二氧化碳。它又會進入血液循環中，達到肺部，而排出體外。

這雖然是呼吸的全部過程，但是由肺部吸入氧氣、吐出二氧化碳，便稱為外呼吸；在身體組織中進行氧氣與二氧化碳的交換，也稱為內呼吸。

平常若無其事的呼吸，只要稍微改變一下，就能產生驚人變化。首先就是呼吸的方法對於心靈會產生很大的影響。有關此驚人事例，將在稍後為各位談及。在此之前，各位需先了解呼吸的構造，藉而較容易了解本書所提倡的呼吸法，簡單的說明一下。

呼吸是肺的擴大收縮，在肺內部進行氧和二氧化碳的交換，讓氧吸收到血液中、二氧化碳排出體外的作業。平常我們在無意識當中呼吸，這是由於肺內部的神經反射傳達到延髓，而自動進行呼吸所致。

但是呼吸的方法，也就是呼吸可以靠自己的意識加以改變。不管是吸氣時長長的吸氣、吐氣時長長地吐氣，或者是短促的吸氣、吐氣都可以。頗耐人尋味的是，藉著改變呼吸，我們的心靈和心情也會隨之改變。為什麼呢？那是由於呼吸為人類心靈與身體的接點所致。

例如，人類在悲傷時會前傾、縮著胸呼吸。相信沒有人會採用相反的姿勢，抬頭挺胸的在那邊悲傷吧？除了悲傷時有悲傷呼吸法之外，神經衰弱的人或是有煩惱時，也會以前傾的方式進行淺促呼吸；在焦躁和憤怒時，會聳動肩膀，哈！哈！的喘氣，重複淺促呼吸；在快樂和心情愉悅時，胸會向後仰、慢慢的呼吸。也就是說，感情和呼吸具有密切的關係。

大家也知道，要靠自己的意識控制自己的情緒和心情，是相當困難的。但是如先前所述，假使能知道感情與呼吸的關連並加以利用，就能控制自己的情緒。例如，在因為悲傷和憤怒而渾然忘我時，首先對自己說：「先要改變呼吸」，然後將背往後仰，停止淺促的呼吸、轉換為深而長的呼吸，藉著呼吸的變化，心情也能隨之改變。如此一來，就可以憑藉控制呼吸來控制自己的情緒。

在情緒控制方面，很久以前有一位中年男性，他告白說：「雖然我知道自己不對，但還是經常動不動就生氣，令家人討厭且產生不快感，使我經常覺得很憂鬱。」因為他想要徹底「改變自己的焦躁」，而想學會冥想呼吸法。

後來這位男士每天重複練習一百次的冥想呼吸法，半年以後，漸漸的不輕易發怒了。他的家人們說：「怎麼回事啊！他好像完全變了個人似的……」事實上，他後來也非常受歡迎。

除了能夠控制情緒，同時，健康法的另一大優點就是能保持健康、增進體力，並增強於罹患疾病時，能靠自己的力量治療自己的自然治癒力。

現代的大氣污染非常嚴重、水質不良、食品含有添加物，是屬於環境惡化的時代，所以自己的健康必須靠自己來保護才行。雖然有國家的保證、政府的許可，但是否能因此完全信賴食品、自來水或藥品呢？不是的，絕對不能如此掉以輕心。即使得到了政府的認可，結果仍然會出現各種疾病或弊端，事後才慌慌忙忙地加以處理，這就是目前的現狀。

為了能自己保護自己，關於水和食物方面，我們需要更多正確知識。以同樣的意義來看，應該趁著有元氣的時候，學習冥想呼吸法。如果已經罹患疾病才學習呼吸法，想要治癒疾病，那可能因疾病而住院，已經喪失了體力，失去氣力、慾望，便無法隨心所欲了。

幾年前，我曾乘船至亞馬遜河流域遊玩，卻因為喝了亞馬遜河的水而食物中毒，發高燒、持續下痢，由於當時沒有醫生，無法做正確的病情診斷，已經完全沒有辦法進食，甚至出現脫水狀態。

如果在普通的情況下，也許會陷入恐慌的狀態中，但我卻若無其事。雖然是出門在外，而且在船上四天內也沒有任何藥物，在第五天預定就要回國了，而我卻下定決心，在這四天內要將疾病治好。

「既然只能躺著，那麼就每天持續進行呼吸法，並且斷食好了！」我對自己這麼說。

要迅速治療食物中毒最好的方法就是斷食法。但是水分絕不可或缺，因此我拼命喝礦泉水。當時因為四肢無力、無法起身，而且發著高燒，所以我只好每天躺著進行呼吸法。

對於高燒狀態，也只能以呼吸法治療——關於呼吸法，稍後會詳細為各位說明——總之，一天實行兩百次～三百次。結果漸漸恢復元氣，並在搭乘飛機歸國的當天退燒了，平安無事地返抵國門。

倘若知道如何使用呼吸法，它便能在登山或海外旅行時幫助你。此外，對於工作忙碌的人來說，如果病情不是嚴重到非看醫生不可，只是自己覺得身體不舒服的時候，呼吸法就是可以自行調整體調的捷徑。

呼吸法使自律神經平衡

為了理解其中不同的差異，讓我們稍微從現代醫學這一方面來思考吸氣和吐氣！我們活著的時候，重要的神經一定區分為中樞神經與末梢神經。顧名思義，中樞神經是造成神經中樞的部分，與腦及脊髓有關連。

另一方面，末梢神經則是關連到腦與脊髓，及全身各部位的部分。

在末梢神經中，關係到內臟、血管、心肌等的，稱為自律神經。

指的就是通常稱「自律神經失調症」的自律神經。換句話說，這種神經的作用雖然沒有產生特別的疾病，但是沒有好好運作時，會產生頭痛、頭暈、肩膀酸痛、胃部不適、下痢等症狀，就稱為自律神經失調症。

自律神經有兩種，它具有相反的機能，且保持平衡、以調整內臟的正確作用。

這兩種便是交感神經與副交感神經。交感神經可提高，並興奮各內臟的功能。副交感神經則降低，並鎮靜內臟功能。因此，這兩種神經依照相反的作用，來調節各內臟功能，以確保整體的協調。

自律神經與呼吸有極大的關係。那便是吸氣時，交感神經產生作用；而吐氣時，副交感神經產生作用的關係。

考試前確實做好吐氣，似乎能去除肩膀的壓力而冷靜下來，這便是副交感神經的作用蓋過交感神經的作用，使內臟各器官趨於鎮定，而獲得整體輕鬆的狀態所致。

現代幾乎是個壓力型社會，我們在日常生活中便充滿了緊張。這種種不同的壓力，會使我們的交感神經一直不斷的緊張。所以，交感神經與副交感神經的平衡，會以交感神經處於過度優異的形式而崩潰。

因此，每天稍微做呼吸法，確實的吐氣以活動副交感神經，來恢復自律神經的平衡，對現代人而言極為重要。

現在我們換個觀點來探討一下，關於人類的呼吸構造與自律神經的關係。呼吸是由自律神經控制的，在吐氣時，則交感神經發揮作用；吸氣時，只是交感神經發揮作用。而在無意識中反覆進行的呼吸，一旦碰到交感神經與副交感神經的平衡崩潰時，就會產生問題。

現代人大都為自律神經失調症患者，其原因幾乎都是由於工作和人際關係造成的緊張與不滿，由於這些長期壓力累積，再加上睡眠不足、缺乏適度的休息、放鬆，造成類固醇、腎上腺素等壓力賀爾蒙持續分泌，進而對腦神經傷害，使得交感神經常保持優勢狀態，結果就會抑制副交感神經的作用，而使得平衡崩潰。

自律神經是二十四小時發揮作用的，而我們的呼吸調節則控制著心臟跳動、血壓調節、血液循環及胃、肝臟、腎臟、十二指腸等無法靠自己意識而活動的臟器。自律神經與我們的意識無關，一生都會發生作用。

負面的情形是罹患現代病，如潰瘍或腎臟、肝臟的失調，或是高血壓、手腳冰冷症、頭痛毛病等等，像這些不算是疾病的疾病，使得半病人亞健康狀態的人數激增，這都是由現代人的自律神經平衡紊亂所造成的現象。

現代人如果不能令副交感神經發揮正常作用而生活，便很難維持健康。那麼，副交感神經在何種狀態下才能順暢發揮作用呢？那就是在泡澡時、放鬆時、熟睡時、聽音樂時，在情緒緩和的狀態時，副交感神經才會發揮作用。

假使能夠安眠，使得交感神經能夠發揮作用，就能恢復身心的疲勞；相反的，當壓力堆積時睡眠較淺，就會罹患失眠症。年輕時睡一個晚上就可以消除疲勞，第二天恢復元氣，但是隨著年齡的增長、疲勞會殘留到第二天的現象，就是睡眠中無法完全放鬆所致。

從這些事實可以了解到，副交感神經能正常發揮作用的狀態，是維持自律神經平衡的重點所在。此外，在受傷時，使我們的身體能夠自然痊癒的自然治癒能力，也只有在副交感神經能順暢發揮作用的前提下，才能發揮此能力。而且副交感神經的作用在高興或充滿希望之時，也能順利發揮作用。因此，我們還必須助長這種性質。

反過來說，如果經常感到焦躁、對人生喪失了希望，副交感神經便無法正確地發揮作用，所以持續過著承受壓力的生活，會使自律神經的平衡崩潰。

保護自律神經的方法論，在此所提倡的就是冥想呼吸法。

增強記憶力的呼吸法

冥想呼吸法的特徵為：下意識地將重點集中在吐氣上，藉著這個拼命吐氣的呼吸法（也稱為意識呼吸），而使身體改變。

關於吸氣方面，則好像自然吸入吐掉的氣吸進去體內一般，不需要特別下意識吸氣。只要參考我們深呼吸時的狀態，相信各位便容易了解了。當我們到山上或森林時，會想要深呼吸而下意識的吸氣，但卻無法長久持續吸氣。深呼吸不能夠維持一百次以上，通常只有二、三次便結束。那是因為吸氣時交感神經會發揮作用，所以只要持續幾次就會感覺疲勞，而自然停止下來。

相反的，在吐氣時如果下意識的努力，就能夠延長吐氣的時間。進行吐氣方面的訓練，就能很自然的提高副交感神經的作用機能。而且，最不可思議的是情緒會漸漸緩和下來。

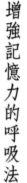

關於吐氣的技巧，稍後再為各位詳加說明。

將重點置於吐氣上進行呼吸時，能夠自然的充分空氣納入人體內，而吸氣和吐氣的時間都會變得較長。普通在無意識狀態下，我們每一次的空氣攝取量，大約在二五〇〇cc，到五〇〇cc左右。但是，在進行冥想呼吸法以後，每次空氣攝取量會自動提升到七五〇〇cc，因此，攝取量較少的人，大致能提高三倍。所以，只要在日常生活當中稍微將意識集中在呼吸上，就能夠吸收三倍的空氣。當然，可以在進化血液或恢復疲勞以及其他各方面，發揮很好的作用。

這個呼吸的作用，也包括促進腦機能活性化的效果在內。腦比身體其他部分需要多達十倍的氧。重複淺呼吸時，頭腦茫然、記憶力較差。有時在擁擠的人群中，會覺得頭腦一片茫然，在客滿的電影院和公車上會覺得不舒服等現象，就是由於腦在缺氧狀態所造成的。

相反的，在深山或森林中，因為吸滿了新鮮空氣而覺得神清氣爽；熱衷於運動後的快感，在於活動身體自動的形成深呼吸狀態，吸入大量的氧而造成的。像利用登山等方式走了許多的路，吸起空氣來變得特別美味，這是因為生理上也想要深呼吸的緣故。

老年癡呆症也與缺氧有關。在缺氧狀態時，頭腦容易癡呆。銀髮族容易罹患失憶症和老年癡呆症，大都不僅是因為隨著年齡增長，致使腦功能不活潑的因素所造成，也與平常無法充分吸收氧氣的姿勢有關。

請看看老年人的姿勢，肩膀低垂、前傾者較多。以這種姿勢呼吸，肺和胸廓會全部收縮，所以呼吸較淺、無法充分吸入空氣。即使不是如此，隨著年齡的增長，內臟器官的機能也會逐漸減弱，那些姿勢不良的人，大多數的呼吸會變得越來越淺。

肺是由上肺、中肺、下肺這三個零件所構成的，有些人並沒有使用中肺、下肺，而只使用上肺的一部分，也就是鎖骨附近的肺來進行呼吸。如此一來會加速造成整個身體的缺氧狀態，而造成失憶、癡呆。因此，為避免老年癡呆，現在就必須趕緊學習冥想呼吸法。

舉個好例子來說，七十歲左右時才開始學習呼吸法，並且持續二年的人說：「比年輕時的記憶力更好了，而且頭腦清晰，對事物也產生幹勁。」但如果在缺氧狀態時，當然就沒有記憶力和慾望了。

引出α波的呼吸

呼吸與能力的因素關係，不僅發生在高齡者，對於兒童也是同樣的情形。兒童中有一些好動的孩子，有一些則是非常穩定的孩子。觀察好動的孩子，發現他們通常呼吸淺促，也不容易集中精神於事物上，就算你提醒他「平靜下來」「集中精神」「好好用功」，他卻不會記住你的提醒。

其原因就是呼吸太淺。一旦呼吸淺促時，會導致焦躁。像這些兒童的情形，最好是母親和孩子一同進行呼吸法。持續進行呼吸法後，兒童的生活態度會逐漸穩定，而且產生集中力。如此一來，在學習期間也能夠提升效率，漸漸就能反映到成績上。

例如，某國小四年級女生，她在母親的建議下，為了提升集中力，每天進行二百次呼吸法。一週後，很快的就參加期末考，雖然學習時間和以前一樣，但成績卻進步了十名。

她以前不管自己再如何努力，成績都不理想，原因在於缺乏集中力，領悟到這一點，每次學習之前都進行五十次呼吸法，非常徹底的實行，結果每次學習的知識都如同水滲入大地一般，全部進入頭腦中。

這孩子的母親這樣說：「她以前在家都不會幫忙做家事，現在會幫忙做家事，而且情緒逐漸穩定下來，真是非常感謝！」

由此可知，成績不好的孩子不見得缺乏能力，也不是頭腦不好，他們是欠缺集中力才無法發揮原有的能力。觀察這些孩子的呼吸，就可以發現他們的呼吸較淺。

另一方面，一般人認為成績較好的孩子較為穩定。國小一、二年級的學生，在班上的第一名或成為模範生的孩子，都讓人覺得非常穩定，而這些孩子的呼吸是較深的。

總之，不平靜的孩子只要改變呼吸，就能使他們完全變了一個人，但即使你對孩子說：「進行冥想」，恐怕對孩子而言是太困難的事情，因此親子一同進行呼吸法較好，這點非常重要。

那麼，為什麼進行深呼吸能產生集中力，而且使學習效果激增呢？這是因

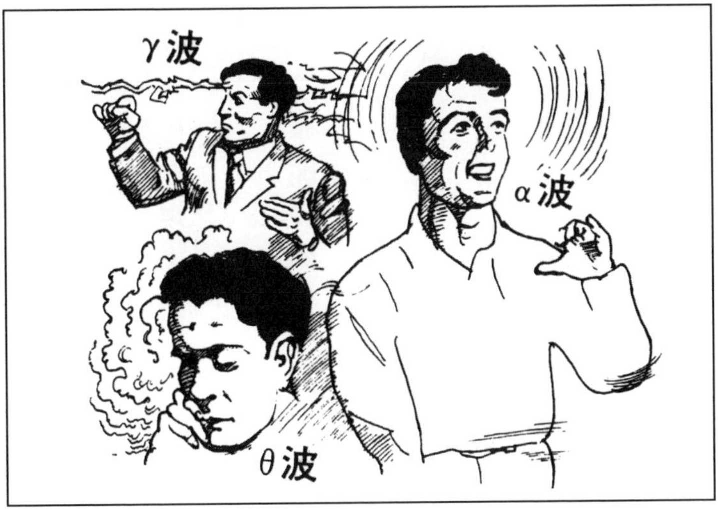

為呼吸的次數會對腦波產生特定作用所致。我們通常一分鐘呼吸十四次到十八次，學會冥想呼吸法之後，一分鐘僅需進行七到八次的呼吸即可。

七～八次的呼吸狀態，會使得人類腦波自然接近α波，當α波旺盛出現時，會令情緒穩定，我們的潛在意識也容易發揮作用。此外，α波狀態的時候，也是記憶力最能活躍發揮的狀態。

腦波與精神狀態有密切的關係，在此我們單就腦波做基本的說明。腦波是以來自腦細胞的能量振動差為基準，可分為α波、β波、γ波及θ四種。

在平常生活中出現的是β波，不安或憤怒時出現的是γ波，而打盹時會出現的是θ波，α波則是於冥想狀態或身心放鬆時會出現的腦波，各自具有不同的特色。

此外，當腦力集中於事物上、產生靈感時，或是靈光乍現的時候，也會產生α波。由這些現象來推測，α波是在情緒穩定、感覺喜悅或有充實感時會出現的腦波。

冥想能提高潛在能力

如此珍貴的α波與冥想有密切的關係。現在大家都知道「冥想對身心健康有益處」，因而掀起冥想旋風。但是許多人究竟為何目的進行冥想呢？每個人都擁有不同的目的，但大多數人的最終目標是想使身心放鬆，希望能創造一個容易由潛在意識接收靈感的腦波狀態。

冥想（Meditation），這個詞在字典上的解釋是「閉目靜心思考」，佛教道教中稱為「打坐」，佛教也稱為「坐禪」。於西元前六世紀開始，瑜伽的文獻上便有許多關於冥想的記載，因此它對於到底為什麼而冥想的回答是「利用冥想開發自己的潛在能力，達到自己的人生目標，得到幸福」。

要深入冥想，需要花一些時間。但是，冥想時使用如坐禪般的象徵姿勢，持續長時間保持這個獨特姿勢，身體會發硬、身體各處容易疼痛，故必須將這種發硬的身體改變為柔軟的身體。訓練的方法是採坐禪或四肢複雜交疊的伸展運動＝瑜伽的姿勢。一談到瑜伽，可能大家會先聯想到奇怪的姿勢，但這些姿勢並非瑜伽的最終目的，而是為了進行冥想時，能長時間正坐所採用的手段。

呼吸法和冥想都是產生α波的有力方法，相信各位已經了解這一點了。但是大家也要知道冥想的目的並不僅是藉助α波來提高集中力和注意力而已。冥想的最終目的，是希望能開發人類與生俱來的個人潛在能力——隱藏的能力。

現在不僅是國內，連美國等先進國家也掀起冥想旋風，其真意就是以開發自己隱藏能力為目的。藉著冥想與呼吸法的訓練，就能開發潛在的能力。

潛在能力究竟潛藏於何處呢？如何能夠使潛在能力出現在表面而加以活用呢？在此我們必須稍微考察一下人類的意識世界。

人的意識是由九十％的潛在意識與十％的表面意識所形成。這九十％的潛在意識通常在水面下而不使用。日常生活中所使用的，大約只有十%的表面意識而已。

估據我們心靈大部份的潛在意識有真我（自我真性）存在。真我是指個人的本質。根據瑜伽的根本教典，我們心靈深處的真我，稱為達摩或阿特曼（atman）——靈魂，與宇宙意識的根源有關。宇宙意識中隱藏著偉大的英明智慧，而我們的真我也存在著與宇宙意識共通的英明智慧。

那麼，什麼是英明智慧呢？就是了解宇宙森羅萬象法則的智慧。我們任何人的心中都有知道一切的偉大英明智慧。這九十%的潛在能力，只要能開發其中一%，就可以成為天才。如十四歲便進入研究所就讀的孩子、或號稱記憶力世界第一、或是利用超能力治療病人等等天才，就是開發了一部份的潛在能力，或者是能夠接收這些靈感的人。而將這些靈感在生活中活用，便能開花結果。

如此好的潛在能力，我們誰都可以開發。而開發的手段之一就是冥想法。冥想法的種類繁多，市面上有許多關於冥想法的書籍，但我覺得訓練內容過於抽象、很難了解，同時大都無法運用人類的意志力或耐性，似乎是除了仙人或行者

心靈的構造

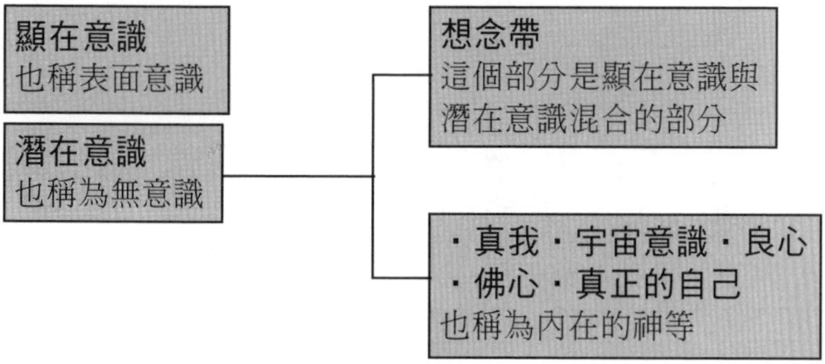

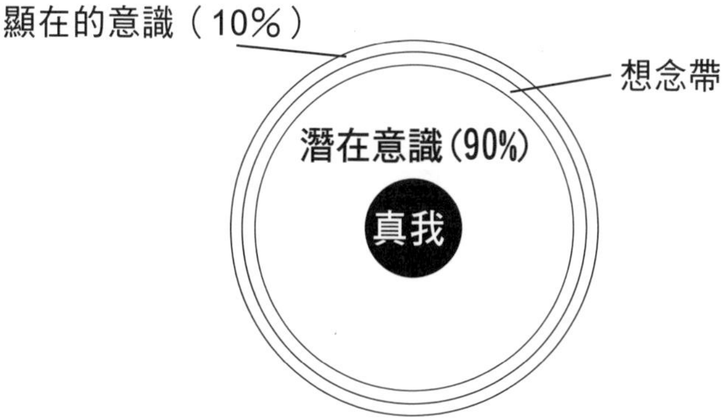

●本來心是無法以圖解的方式來表現的，但為權宜之計，以平面圖來表現心的構造。這個圖將真我畫得很小，但是心靈越到深處則越大。也就是說，真我的部份因為宇宙意識相連，因此大得無邊無際。

●想念帶中記錄者從出生到現在為止，所想的事情、感受到的事情、與做過的事情。它就好像文字處理機的繪圖似的，將之記錄下來。而文字處理機的繪圖，隨時都可以自由引出。但人類的記憶回路想要自由開啟，必須要利用反省的冥想（心的淨化法），才是有效的方法。藉著反省的冥想，才能夠陸續引出過去的記憶。

之外，其他人根本無法進行的訓練。

所以，在經過許多錯誤實驗以後，我認為開發潛在能力最快、最有效的方法，就是呼吸法與冥想法組合而成的「冥想呼吸法」。

這個「冥想呼吸法」，再加入心靈淨化法，如「內觀冥想」「止觀冥想」「人際關係調和冥想」，就能加強冥想能力，使潛在能力更為活性化。如此而開發出來的方法論，將之全部網羅在一起，稱為『心想事成冥想法』。

『心想事成冥想法』，是將我們內心深處的部份，從出生到現在為止所累積的所有不快或負面想法，藉冥想加以淨化，而能夠了解真我的想法及希望，並實現這種想法及希望的冥想法。結果，自己的理想和希望會因而慢慢實現。

這一次則是以「冥想呼吸法」為主題，因此，稍後以呼吸法為主，再為各位介紹冥想的基本事項。

實現希望的構造

接下來說明一下，為什麼藉著「冥想呼吸法」能夠「心想事成」。先前已經敘述過，潛在意識的真我部份隱藏著英明智慧。我們的英明智慧能知道個人得到幸福的方法以及人生的目的。生存在這個人世間，究竟是依附在那一對父母身上，各人的靈魂會選擇對自己修行最有利的父母，遵照業障法則而生存。

人類絕不會漫無目的的偶然出生在這世界上，假使不具有某種目的時，便不需要生存在這世界上了，因此人是附帶某種意義才誕生的。

雖然個人的潛在意識知道自己活在世上的意義，但是我們的表面意識卻已遺忘了。忘記自己到底是為何而誕生，所以無法採取能達成人生真正目的的有意義生存方式。如果能夠想起在人生中應盡的使命，而決定要完成使命，就可以積極地展現行動，自己也被引導朝向實現使命的方向前進。

常有人訴說「我的理想是……」，聽起來像是夢想家一樣。所謂理想，就是「合理的想法」，必須要合於宇宙（**大自然**）的道理。這個想法是與宇宙意識根源相連的個人真我（**內在的神、真正的自己**）想法。大家認為「這麼做很好、那樣做也不錯」的願望，具有實現的可能性。為什麼呢？因為不可能實現，就根本不會想到。

我們也許會像做夢一般，瞬間想到一些荒唐無稽的事情，但是不可能持續想下去。例如，我曾經想成為職業網球選手，但這種想法並沒有一直持續下去。

想反的，的確有女性職業網球選手出現，也有女性的國會議員、女性的實業家，這些人應該都想成為此道的專業人才，而如果不曾這麼想，便無法達到成功的目標。因此，要在心中產生「自己想這麼做」「這麼做會得到幸福」的決定，持續這些想法就能實現理想。

由此可知，人生實在是非常的快樂。許多人在孩提時代擁有各種希望，但大都放棄了，或者聽周圍的人說，「那麼做較好」、父母建議「這種不可能的事情，不要再想它了」，大都會基於常識的考慮而讓步，不過，這卻令人認為這都是非常浪費的事情。

每個人對於自己的理想或夢想，絕對不要說「啊！根本不可能，這就好像說夢話一樣」，尤其是絕對不要否定孩提時代的夢想，千萬別忘記「理想和夢想有可能會實現」。

強調「要重視夢」，因為一旦失去夢，人就會成為悲慘的存在。這十年持續的自我實現冥想研討會，讓大多數的參加者以「在大家的人生中真正的希望」為題，請他們寫下一百項，「只要是你的理想和希望，無論什麼都可以寫」。

要求這些寫出自己心中的願望，就能夠清楚了解自己到底想要些什麼。如果是不存在於自己心中的東西，便不可能寫出來。而且大部份的人都沒有利用書寫方式表達期望的經驗，要寫出一百項，很多人會寫不出來。可能會苦笑著說：「我沒有這麼多願望啊！」

根據以往的經驗，六十幾歲人，最初所寫的只有二種，「只要健康就好了」「希望再有點錢」。似乎已經老僧入定，沒有其他的夢想和希望了。

但是即使是年長的人，並不見得沒有夢想，這種想法非常可笑。因為潛在意識與年齡無關，由生到死永遠會保持年輕。

因此，經常擁有夢和希望、使潛在意識活性化的人，都能夠保持青春活力。如果能夠再利用冥想呼吸法淨化心靈，就更能使潛在意識活性化，陸續接受來自英明智慧的靈感了。

相反的，現代很多人的心中卻因為長期的悲哀、痛苦、壓力，而使得心靈籠罩在一層煙霧中，沒有辦法接受來自潛在意識的靈感。很多人會說：「我不知道自己究竟擁有怎樣的夢想和希望。」平常想要幸福、想要追逐金錢而忙得體調崩潰的人，在問到「你希望達成什麼願望、得到真正的幸福呢？」時，卻不知道應該說些什麼了。

這的確是非常可怕的矛盾。如果能夠稍微出人頭地可以使你得到幸福，或有點錢可以令你感到幸福時，那麼又為何要拼命捨棄睡眠時間，而過著鞭笞自己身體的生活方式呢？這不算是自己真正的幸福吧？——真是令人覺得不可思議——仔細想想，實在是什麼也沒有得到。

最令人困擾的事，還有更不好的例子。一些煩惱或極度自律神經失調的人，他們的回答大都是「希望自己憎恨的人會得到不幸遭遇」。也就是說充滿嫉妒的情感，或是只擁有私人的慾望。這絕對無法得到幸福。當憎惡的情感持續下去時，只會反彈到自己身上，傷害自己而已。

不管是誰，都為了想要得到幸福而拼命的努力。雖然不知道幸福是什麼，還是會拼命去追逐。但是請你與這種目的不明確的幸福訣別，現在應該是考慮真正的幸福、與自己人生中真正應盡之責任的時候了。「自己真正想尋求的是什麼？」當你詢問潛在意識時，先決條件在於能得到正確的回答。

在理想和希望的實現上，最困難的就是看清「自己真正尋求的是什麼」？

領悟人類真正的使命

要看清「自己真正尋求的是什麼？」的捷徑，就是進入冥想，讓我們的腦波保持α波的狀態。進入α波狀態時，較容易接受來自潛在意識的靈感。漸漸地你就能察覺到「啊！原來是這樣呀！以前都沒有發現我真正很想做這件事耶！」這時，你就能領悟到人類真正的使命。

我的朋友以冥想為關鍵，開拓新的命運，或者是對於以往靈光乍現所接收的訊息加深了確信，除了本業以外，也在其他的工作上相當活躍。

三十幾歲開始做生意的一位日本女性經營者，也被大眾傳播報導過的龍敬子，開設公司幾年之後，因為龐大的借款而面臨倒閉，甚至考慮要自殺。但是在四十幾歲時，有一天在百貨公司參觀梅原龍三郎畫伯的展覽會。從當時展示的畫作中，接觸到一種散發出來的強烈能量，瞬間進入冥想狀態。結果以往無法忘懷的痛苦、負面心靈能量消失了，心中充滿著正面的能量。

這時，她開始產生一種強烈的想法，「我要把這幅畫裝飾在房間裡」。但是畫太過於昂貴，她沒有辦法購買，於是她想「我自己來畫畫」，因此而自己摸擬描繪出這幅畫來。

對於以前從來沒有繪畫經驗的她而言，領悟到「我的人生就是為了繪畫」，所以開始自己學畫，在六十二歲時，變成一個接受宇宙能量繪畫的畫家。

最近能直接感受到來自宇宙的各種訊息，利用靈感加以正確掌握，並以化學方式替換為地球水準的訊息，因而備受矚目的日本建築家足立育朗先生，當初他想，「在顯在意識無法發揮作用的狀態下，接受來自直覺的靈感」，他覺得冥想可能對人類的腦周波數變換有效，於是在數年前開始進行冥想。

開始冥想之後一年內，體驗到各種神奇的經驗，對於以前靠直覺來接收發自宇宙的各種訊息之事，得到了確信。後來他成立形態波動能量研究所，除了現在的建築設計工作以外，也從事以來自宇宙訊息為主題的演講，非常的活躍。

在社會上也有人突然發揮了音樂才能，或者有些人向書法挑戰，很多人的未知才能突然開花結果。職業只不過是生活的手段，某些人在現今生活的使命往往與職業不吻合。這時，只有活用能幫助使命發揮的潛在能力，才能掌握真正的幸福。利用冥想或「冥想呼吸法」使潛在能力清醒，才能接受正確的靈感，走向幸福的道路。

目前的兒童教育中，從0歲開始的英才教育、或是接受特殊教育的例子增加了，而這些幾乎都是活用潛在意識的教育。只要開發一點點潛在意識，就能使兒童的能力產生很大進步，但是這並非只有兒童才能享有的特權，不管是五十、六十或七十歲，只要願意的話，也能使真正的才能開花結果。

由佛典得到啟示而誕生的丹田呼吸法

在此為各位說明一下，我是如何學會冥想呼吸法的呢？就從我個人開始說起吧！也可以成為對體弱多病者的一種鼓勵。

我從小開始就是虛弱體質，有便秘的毛病，同時為了淨化血液、腎臟也不好，因為連鎖關係，具有解毒作用的肝臟也不好。腸有毛病，對腎臟和肝臟皆會造成不良影響。從小學開始就為神經痛和腰痛所苦。就讀高中時，因為嚴重的生理痛而經常臥病在床，自律神經平衡崩潰，並即將面臨腎不全的地步，一天只會排尿一次、身體浮腫、倦怠，而且有嚴重的過敏現象，到醫院去也無法使用藥物。可以說就像疾病批發店的少女一般。

我認為自己今後將過著與健康無緣的人生而放棄了，但是成為大學生以後，偶然閱讀的瑜伽書籍，卻開創了我的新機運。那本書中有一節是敘述「宇宙根本法則只有一種，就是原因、結果的法則」，「啊！原來如此，原因、結果法則就是我現在雖然罹患疾病，但只要去除原因，就能恢復原先的健康身體之意」，當時在我的腦海中便閃過這個念頭。

同時我還看見書中提到「身體有自然治癒能力，只要自己想治好疾病，便一定能治好。」而我決定「以往我一直以為醫生能治好疾病，現在我要靠自己來治癒疾病！」直到那時，我才覺得將來擁有希望。

總之，我發誓要利用體內的自然治癒能力，使自己恢復健康。

於是我開始學習瑜伽的呼吸法，採用瑜伽的姿勢進行食物療法及斷食，努力改變體質。但是當時光是瑜伽的按壓左鼻四秒、用右鼻呼八秒的繁瑣呼吸法，沒有辦法產生效果，持續惡戰苦鬥了四、五年。一直摸索著有沒有任何人都能簡單進行而且成效顯著的呼吸法呢？

當時我又看到佛典《佛說大安般守意經》中，記載著釋迦牟尼教導信徒長時間吐氣的呼吸。於是，我以此為啟示，開始使用白隱禪師所修練的丹田呼吸法，成為我呼吸法的原點。所以，我開始實踐丹田呼吸法，並在實際修行這個呼吸法時，完成了「冥想呼吸法」。

大人物的呼吸較深

古代中國人發明了「丹田」的概念，將之視為我們身體中生命本源的所在地。丹田原來是與道教有關的詞彙，意味著「栽培丹藥之地」。因為「丹藥」可以長生不老，所以便成為人體生命的本源、是最重要的處所。

一般而言，如果想在我們身體中找出生命的本源處，總會想到大腦和心臟等臟器。但古代中國人並沒有求諸於這些臟器，而注目於稱為丹田的下腹部空間。

這大概是古時候的中國人可以見到體內的空間，而瞭解生命場的觀念！然後才發現代表體內空間或生命場的「丹田」這空間。這真是了不起的觀念，真不知要如何讚嘆這種睿智！

在《四十二章經》中，佛陀問弟子：「人生在幾間？」有比丘回答：「人命在數年之間。」隨後有人說：「在數日之間！」也有人說：「在一日之間！」更有人說：「在飯食之間！」最後佛陀說：「人命在呼吸之間。」

「丹田」是指肚臍下約九公分到十五公分處，而全身之氣聚集的部位就是丹田，以前經常所謂的大人物，是指使用丹田呼吸的人，從前人們認為，丹田用力就可以得到健康和勇氣。

大人物的確呼吸很深，而且是使用丹田呼吸。一流公司的董事長或社長級人物，不斷認為自己能有今天的成就，是得到周圍眾人之賜，並懷抱感謝之心，這些人坐在座位上時，大都進行深沉呼吸。

我的朋友中也有一些大人物，他們的共通點就是進行深沉呼吸。

像擁有四千八百家顧問客戶，為世界一流水準的顧問公司——船井綜合研究所船井幸雄會長，我經常有機會見到他。每次我都覺得他深沉的呼吸法和我的呼吸同調，讓人覺得很舒服。而會長只注意對方好的一面、引出對方好的能力，希望對個人的生存有所幫助，能夠使我們湧現一種建設的慾望。

船井會長所寫的書都能成為暢銷書籍，這些書能夠受人歡迎的秘密就在於這種正面的能量以及深沉的呼吸，能夠給予許多人安定和勇氣。

平常遭遇失敗、感覺不滿的人，大都呼吸淺促。

致力於疾病預防與維持健康，中國自古所流傳下來的健康法，也就是氣功世界，認為人與人之間的關係是氣的交流。而以「道」為極致目標的武道世界，也非常重視呼吸。像新體道創始者、文學博士青木宏之先生，光是利用一根手指，不須接觸對方身體、只使用氣力，就能打倒對方，這就是氣功的厲害之處。

博士將這種古代進行的方法在現代加以完成。根據青木博士的說法，只要給予攻擊對象的大腦強力衝擊，在對方攻擊時注意時機以及呼吸的狀況來進行，便非常有效。假使對方只是站在那兒，並沒有採取攻擊的姿態，則這種技巧就無法發揮在此人身上，同時也沒有這種必要。

使用氣或是呼吸法能夠某種程度地控制對方，想要對方配合自己的步調時，自己的呼吸必須比對方的呼吸更長，才會產生效果。

很多人在想要說服對方，但力有未殆時，便會非常生氣，可是這時自己的呼吸會變得淺促，一旦呼吸淺促，對方就會抱持警戒之心。因此，在說服時，自己的呼吸要比對方的呼吸更長，這是第一步，如此一來才能使對方產生安心感而會傾聽你的說法。

一些稱為達人、名人的武道家，會掌控對手呼吸的情形而加以攻擊、打倒對方。對於商業而言，也是同樣的情形，有些推銷員舌燦蓮花，卻不見得能達到商業目的，顧客可能會說：「我知道你很熱心，辛苦你了！」就請你回去了。

真正高明的推銷是要說引起對方興趣的話，漸漸地，讓對方能配合自己談話的步調。此秘訣事實上便在於一種呼吸。要掌握對方呼吸的情形，在推、拉之間，使客戶產生興趣。這樣子顧客才能敞開心扉，接納推銷員所說的話。一名優秀的推銷員，大都能自然學會這種呼吸秘訣。

藉著呼吸的方法，能夠改變對方氣的能量，以對對方造成影響。深呼吸能使對方安心，而呼吸較淺促，則會使對方產生不快感。只要有這個人在就會顯得不平靜，或是焦躁型的人，平常大都是呼吸較淺，較亂的人。反應用這種道理，如果想使對方喜歡你，就要以深呼吸來對待對方，慢慢的深呼吸，便可以使對方放鬆。

所謂深呼吸就是身體在完全放鬆，尤其在臨入睡（冥想）或睡眠時，由深部的下腹腔在一起一伏間（呼氣時，腹腔隨著凹下，吸氣時，腹腔隨著凸起）的自然呼吸法。

一旦進行深呼吸時，在人際關係上有一大優點，就是能培養敏銳的直覺力，知道對方是那一種人。「想跟這個人一起工作」「總覺得這個人很可怕」等等。與智商或學歷無關，人類原本就具有看清對方本質的能力。由此意義看來，大家全都是靈能者。只要平常不怠惰調整呼吸的心態，很自然就能在直覺上擁有正確的第一印象。

呼吸具有非常纖細的作用，因此直接見面或頭一次與重要人物見面時，或者是你想和這個人一起工作時，事前一定要先調整呼吸。是否曾先進行這個步驟，會使你給別人的印象產生很大改變。因此最好進行冥想呼吸，製造出容易產生α波的狀態。

腹式呼吸是屬於臟器，而丹田呼吸是屬於空間，其間有明顯的差異。即使沒有丹田也無妨。因為丹田代表體內的空間，因此僅用丹田這個名稱來象徵全部空間。

所以，與其稱為丹田呼吸，不如稱為空間呼吸較不易混淆。

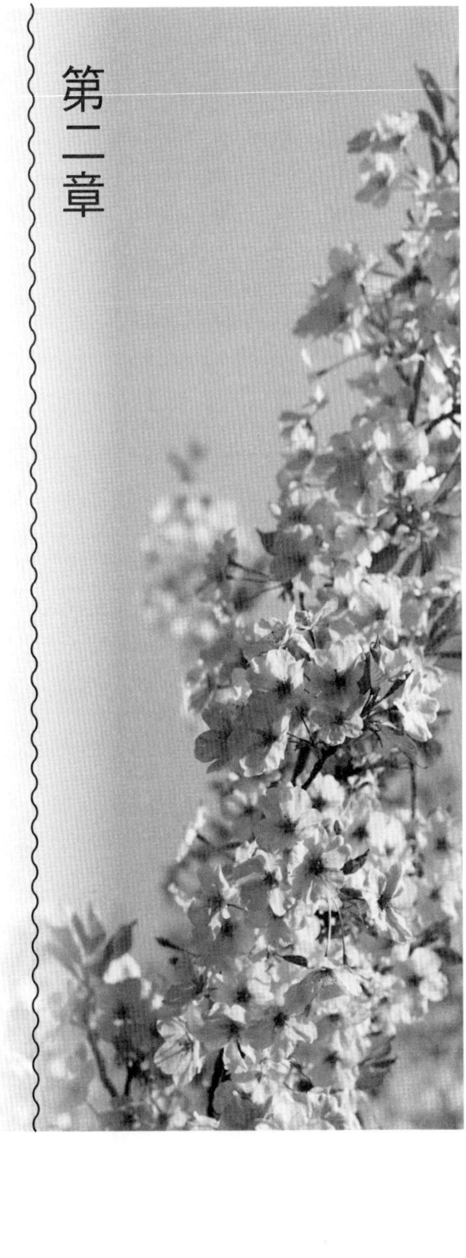

第二章

心想事成

——每個人都能簡單的進入冥想狀態

描繪希望使負面變成正面印象

利用「冥想呼吸法」進入希望實現的核心。

在何種狀態下會得到幸福？假設自己沒有察覺，但個人的英明智慧卻會知道一切。前面說過，在心靈的淨化（因此要進行內觀、止觀、人際關係的調和等冥想）之後進入冥想狀態時，隱藏於真我的英明智慧就會送來靈感，而你就能在心中真正看清自己所要求的幸福、具體的希望是什麼。

這一瞬間你會驚訝的喊道：「啊！就是這個！」發現了真正的希望，就會持續擁有這種想法。同時也會趕緊具備實現希望的必要事項或條件。心想事成具有以下順序與法則。

第一階段必須使自己的希望明確

如果希望不明確，就如同跑馬拉松時別人問你：「要跑到哪兒去啊？目的地是哪裡呢？」你可能會回答：「沒什麼，我太忙碌了！根本不知道目的地在何處？」的答案一樣。沒有目標的人生，永遠也無法到達終點。在自己的人生中想

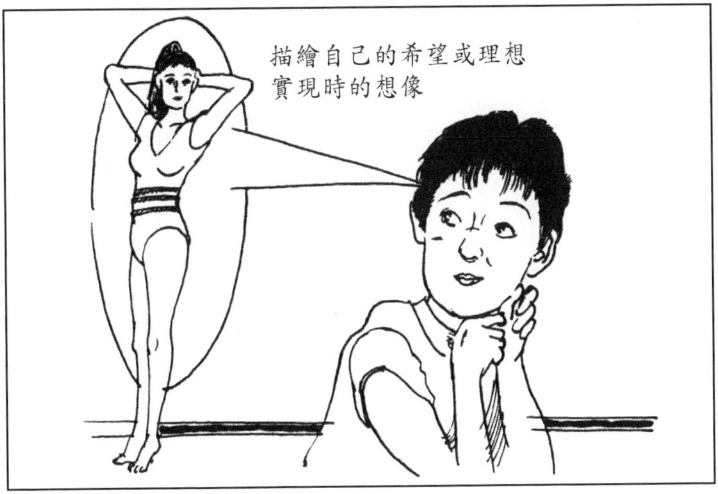

做什麼、如何才能得到幸福？假使自己心中無法明確了解，當然無法接近幸福。

第二階段是描繪自己的希望或理想實現時的印象

將言語中所含的訊息量與人類所進行印象的訊息量相比較，有一比一百的差距。例如蔬菜這字眼，一般人只想到蔬菜的意義。但是蔬菜的映像當中還包括胡蘿蔔、番茄、蘿蔔等各種蔬菜的型態，以及蔬菜料理和菜園中無窮盡的蔬菜等印象。

因此，例如「我想減肥……」，光是用話語表達，與想像自己的希望或理想達成時的姿態、喜悅相比，兩者之間的潛在意識作用，就會產生一比一百的大差距。

所以要清楚描繪「自己這麼去做就能得到幸福」的姿態，將其深深刻畫在潛在意識中。這種想像的明確度，會影響希望或理想的實現。

為什麼光是想像的現實化，就能產生如此神奇的現象呢？我們的通常生活為三次元世界，心靈世界為異次元世界。在三次元世界已經現實化的事情，在此之前的異次元世界，無論是有意識或無意識，都具有將其實現的法則。

但是，「不！我沒有做這樣的夢，卻出現這樣的結果」，有些人會這麼說。可是這些人在無意識當中，自己所想、所感覺的已經現實化了。

如戰爭或天災、社會事件等等，往往是將居住在那兒的人之群集意識集大成而現實化產物，與個人的想法無關，實際上會發生。但是在個人生活上會發生的事情或個人的幸與不幸等，如果完全沒有考慮過的事情是不可能實現的。

例如，正在閱讀本書的人，你因為想看這本書，才會看這本書，相信沒有人會說：「我根本不想看它，卻看了這本書」吧？因為在心中想要看這本書，才會使得看的動作現實化。

將思想成為具體型態表現出來的心中世界法則，有時會引起不好的例子。

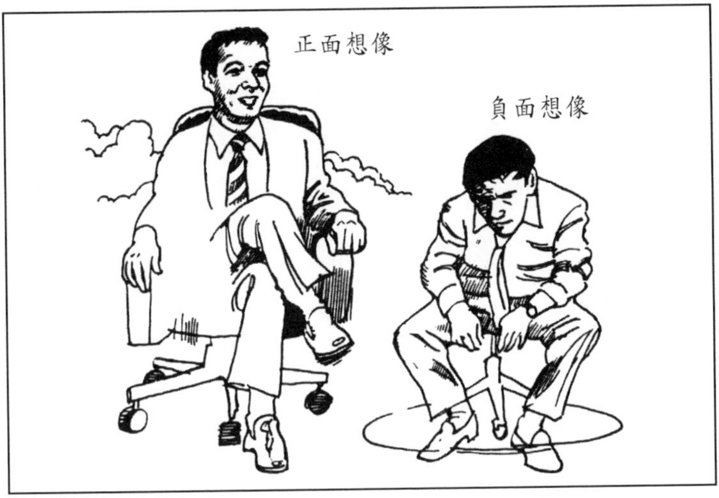

例如「我的運氣很不好」或是「我很不幸」，經常發這些牢騷的人很多。但事實上造成不滿的事情，都是你自找的。像不平不滿這種負面要素，會牽絆自己的腳，這種心靈世界的法則會銘記在心中。

知道這個法則之前的我，對自己的體調總是絕望的認為「為什麼只有我這麼痛苦呢？」痛苦、疼痛、特應性（Atopy，**過敏體質**）疾病所造成的搔癢症狀，令我覺得非常難過。

我的身體即將面臨腎不全的狀態，如果再放任不管，可能就要進行人工洗腎了。假使當時一直持續那種狀態下去，就沒有今天的我。而在前些日子，我偶爾出席的一個宴會中，也遇到一個有趣的例子。

一位從事占卜工作的人對我說：「請讓我看看你的手相。」我若無其事的讓他看我的手相，他說：「你的生命線在二十幾歲時曾經斷裂哦！」「但是又有副線出來了」「你的身體以前可能很弱吧？」

他完全說中了，二十幾歲時的我，正過著如同這位占卜師所說的生活。

但是，「自己活在這世界上，一定要有自己想做的事情，絕對要把這些事情實現。我要得到健康，我要治好疾病！」下定決心一一將造成疾病的原因加以修正，而且過著引出自己體內自然治療能力的生活。結果，長年煩惱我的特應性疾病、腎臟、肝臟及深度近視，都完全痊癒了。而我人生也開始朝向好的方向移動。現在我的健康狀態逐年好轉，也形成了幾乎不會感冒的健康體質。

我就如俗諺所說的「因禍得福」一般，於是現在我努力推廣冥想呼吸法及心想事成冥想法。如果我與生俱來是個健康體的話，也許就不會進行這個工作了。因為或許我不會去研究呼吸法或冥想法。

人類在遇到困難狀況時，必須從中掌握一些重點，這才是最重要的。以心靈世界的法則而言，現在的痛苦和幸福，全都是自己思考的型態實現。人類得到神賜的自由意識，這是與動物完全不同的一點。

如果對現在的狀態不滿，或是對現在的生活不滿意，就必須檢查以往你所想的事與所感受的感覺，那些內容是否傾向於否定的方向，假若你能夠藉此將其轉換到積極的方向，便可以實現令自己滿意的生活環境。利用潛在意識的英明智慧，可以辦到這一點。

雖然擁有這麼好的寶物，卻不知道其存在，只是感歎「等到下次重新投胎時，要過更好的人生」「我的人生真是乏味」，這樣子不是太寂寞了嗎？

領悟到真正理想時，潛在意識會清醒

「心想事成冥想呼吸法」對許多人來說，也許認為是超能力世界所發生的事情。但這並非什麼神奇、不可思議的事情。學會冥想呼吸法，利用潛在意識的靈感就能知道自己真正希望的是什麼？當然，平常自己也要清楚意識到自己想做什麼，如果遇到能夠達成目的的機會出現時，就要確實掌握這個機會。也就是要處於一個使希望能夠容易實現的立場。

換種說法來加以說明，我們經常會說「那個人運氣很好」，經常討論「運」的有無。不過，機會原本就是平等的，只不過問題在於是否掌握到運而已。

「我借你一千萬去創事業好了！」但是如果自己不具有事業的知識、也沒有慾望時，給你一千萬，也什麼都辦不成。如果平常就有「假使有錢的話，我就要做些事情」的意識存在，就會擁有自信而認為「好！我就要利用這筆錢做這件事情」，向別人借取的一千萬，可以活用，並製造機會。

平常過著不具有希望或理想的生活，當然就算機會來臨了，也會認為「我做這件事太勉強了！」而逃之夭夭，促使好不容易到來的運溜走。

回顧我年輕時的生活，就是因為改變自己的意識而得到決定性的機會。我畢業於音樂大學的鋼琴科，以鋼琴為職業。從小開始學習鋼琴，就是因為父母希望我能成為鋼琴家，而我則按照父母的希望持續練習，雖然並不討厭鋼琴，但光是彈琴的生活，並不能讓我感到滿足。

另外，在三十幾年前我就學習瑜伽，當時關於瑜伽的書籍相當貧乏，而且在國內也沒有實行冥想的人。我為了生活而彈鋼琴，但自己卻也努力追求心靈的世界、研究瑜伽。終於在利用瑜伽而使自己體調變好之後，知道自己的使命除了彈鋼琴之外，還有其他。

有自己真正希望的事情，想要改變心靈的想法，人生就能自由的變換，我由於自己的經驗而明瞭這一點。漸漸的潛在意識好幾次送來靈感，「我在這次的人生中，不是一個鋼琴演奏者，是接受了任何人都有的來自真我靈感，而希望透過冥想來得到幸福的人」。

因此，在我的一生中出現了利用真我開眼來追求冥想世界的命題。但當初雖然想推廣冥想瑜伽的活動，卻不知道該怎麼做，也沒有人知道冥想的價值，很少人會對瑜伽感興趣。而且，我已經脫離父母而獨立，如果光靠著教冥想瑜伽，很難過生活。但是，我相信一切都會朝好的方向解決，踏入新的生活。

那時，我做出悲愴的決定，就算是不吃、斷食也無妨。

可是領悟到自己的真正理想以後，潛在意識就會支持我。同時我向國小、國中、高中、大學時的朋友寄出邀請函，內容是「我從明天開始教導冥想瑜伽，請你們前來參觀」，後來開辦了瑜伽教室，一週授課兩次。

最初有二十位朋友來參加。因為當時收取的學費非常便宜，我無法賴以過活。於是便一邊彈鋼琴，一邊研究冥想的世界，同時也到針灸技術的專門學校去學習。

雖然好不容易開了瑜伽教室，但是卻吃不飽，不知是幸運或不可思議，陸續有解救我的機會到來。

像先前我曾為他彈鋼琴的餐廳經營者，打電話給我說：「請你一週來一、兩天彈彈鋼琴吧！」還說：「你可以自己開個價錢！」雖然我以為自己和鋼琴絕緣，但是一週到餐廳彈彈鋼琴，而且對方付出的金額相當高，不足的部份以教導瑜伽來彌補，如此就能夠過活了。

但是，最重要的推廣冥想瑜伽方法，我尚不得而知。因為當時並沒有冥想世界的學校，也沒有特定的資格，如何才能夠好好的加以推廣？我在冥想中不斷思考其方法，並向潛在意識找尋。

這時潛在意識給了我回答——一定要先寫書才行——。但是，我在學生時代對語文的學習力並不佳，也不是會寫文章的人，令我感到很困擾，不知道自己能不能寫，因此我只先寫了目錄。拿著目錄邊走邊看，而且還彈鋼琴。

過了幾週以後，意想不到的機會發生了。在餐廳彈鋼琴時，有兩位客人請我過去，說「彈得很好，請過來坐一下」。於是，我在客人席位上與他們談話。他們問我：「你除了彈鋼琴以外，還做些什麼事呢？」

由於與對方是初次見面，不知道是些什麼人，而且也覺得沒必要讓他們知道我做些什麼，於是我反問他們：「你認為我做什麼呢？」他們兩人猜了很多的工作，結果當天並沒有猜中。

到了下一週這兩個人又來了，似乎非常在意我除了鋼琴以外做些什麼事情，好像很想知道似的。也和上次一樣，猜了許多工作，但還是沒有猜中。

到了第三週時，他們終於猜到：你是不是做瑜伽之類的事情啊！真的被他們猜中了。後來聽了他們一番話，使我感到很驚訝。原來那二人是開出版企劃公司的人，正在找尋以瑜伽為主題寫新企劃的女性。

於是，我將準備好的目錄交給他們，編輯沒想到時機竟如此恰到好處，感到很驚訝。「好！那麼我立刻把目錄帶回去開會討論」。隔天和我連絡：「事情已經決定了，請你立刻開始寫書吧！」

在潛在意識的幫助下完成書籍

截稿日期是在二個月後。雖然決定寫書是很好，但是我卻不會寫稿，為缺乏自信而頗感困擾。出版社送來堆積如山的稿紙，我只把它們放著原封不動。不久之後，已故的高橋信次先生（**使我心靈世界覺醒的人**）他教誨我說：「凡是來到你身邊的機會，如果是你辦不到的事，它便不可能來臨，既然它來臨了，那就一定是你能辦到的事。」還說：「凡給予你的東西，必是有可能性的東西！」

這番話成為我很大的鼓勵，「哦！是嗎？那我一定能將書寫作完成。」於是我重新調整心情，「每天拿著鉛筆，對著稿紙冥想」，照這想法開始實行。

第一天，不行！什麼也寫不出來，第二天還是不行，就這樣一天天的度過。在一個月內的重複錯誤試驗中，漸漸地寫出許多文章。進入第二個月時，終於可以寫出文筆流暢的文章。但截稿的日期就快到了，我覺得連睡眠時間都不夠，振筆疾書，剛好趕上截稿期限而完成了！

當時我深切感受到「潛在意識的力量，真是很偉大」。「我的潛在意識啊！請給予我靈感」，我就是因為這樣請求它，才得以完成書籍的寫作。

如果當時認為勉強而放棄，就不會有今天的我。

那時候完成的書名為《瑜伽診所》。這第一本書總共賣了十年。然後我又陸續出版了三本書，也以連載的方式在雜誌上刊載，對於以往從未寫過書的我而言，可以寫書的狀況也陸續出現了。

寫書以後，也建立了作者的社會信用。以此為關鍵，我終於能只靠著冥想教室就可過活，也終於能夠擁有自己理想中的生活型態，這才是我真正想要的東西。我有幸不需要自己到出版社奔走，只要在必要時機就會遇到適當人物，藉著潛在意識的協助便能心想事成，發生決定我的人生方向的難忘事件。

與賽巴巴的相遇《意識超越時空》

藉著實踐冥想及呼吸法而使得心想事成的實例，到目前為止不勝枚舉。我為各位介紹一個印象最深刻的例子。

近年，關於印度聖者賽巴巴的存在，大眾傳播媒體爭相報導，成為話題。

有關賽巴巴的敘述是：印度教上師與精神領袖，慈善家和教育家，他宣稱是回教、印度教兩教的聖人賽巴巴的轉世，信徒視他為轉世靈童、活佛或道教成肉身。他能夠看穿對方的心靈、治療病人，世界各地聚集了許多賽巴巴的信徒，而賽巴巴也教導他們人類的生活方式。

我於十二年前因為閱讀賽巴巴弟子的書籍，而得知賽巴巴聖者的存在。我對他的觀點是達成真我合一的聖者。有機會的話很想見見他，便把這本書擱在桌上，看著賽巴巴的照片，我說道：

「我也學習冥想的世界，希望如果有緣，能夠讓我見到像你這樣的人。」

而且在冥想中，我想像自己見到賽巴巴的姿態，希望能夠實現。儘管如此，但在最近想達成此心願，的確是夢想。

但在兩週後，代理店竟然打電話給我說：「妳印度冥想之旅正在企劃中，拜託妳了！」沒想到心目中的印象可以這麼快實現，我根本沒有心理準備，也慌了手腳。雖然如此，我也領悟到真正的機會到來了！

「好！只要能見到賽巴巴，我一定接受。」這是我的回答。

當時，因為我沒有關於賽巴巴的任何資訊，所以不知道他究竟為何方人士，只知道他是居住在連電話都沒有的南印度深山裡，旅行社也不知道賽巴巴的居住地，只好請當地的人去調查，花了三天時間才好不容易找到他。

旅行社的人對賽巴巴說：「研究冥想者──原久子組成旅行團，希望來見賽巴巴，她什麼時候來較好呢？」

這時他說：「我知道這個人！」

旅行社的人問他：「你從來沒有見過她，怎麼會知道呢？」感到非常驚訝。

雖然未曾在三次元世界見面過，不過冥想中我的希望已經傳達到賽巴巴的意識中，所以他知道我的存在。人類的世界裡，意識可以超越時空，到處穿梭。

與賽巴巴的相遇，使我獲得的啟示就是：只要潛在意識發揮作用，好的希望會陸續實現。潛在意識知道真正的願望是什麼，只要願望明確，為了實現所需要的願望而每天實踐，潛在意識就能調整條件，以最佳的方法實現願望。像這樣的例子並不僅出現在我的身上，很多人都有如此驚人的經驗。

為各位列舉其中的實例。

編輯過很多暢銷書籍的中島孝志先生，參加研討會時，來自潛在意識的願望，包括私人生活方面的願望，一百項都列於表中，一年半以後，這些願望都實現了。在經濟面已經超越了理想的目標，增加了六倍。

另外，經營潛水工業關係公司的澀谷正信先生，在參加研討會時，在今後的人生設計中之理想。希望項目寫了一項「希望對自己的工作擁有驕傲和自信，希望能擁有受世人肯定的充實公司」，將這個希望加以想像化之後，在表中填入自己應該做的事情，於生活中加以實踐。經過半年以後，參加第三屆公司用信封、信紙設計比賽，入選為設計課題的公司。

這個入選的機率，在一百多萬家公司中，只會挑中一家，對他來說真是如獲至寶一般。澀谷先生的潛在意識當然不知道這次比賽之存在，但是卻利用最好的方法而達成了他的願望。

由此可知，將願望明確書寫下來的作業非常重要。總之，只要有明確的希望，其他的就是交給來自潛在意識的靈感去發揮方法吧！

有些人認為「冥想好難哦！」所以敬而遠之。的確，對初學者而言，雖然自己考慮要進行冥想，卻經常被其它的事情干擾，而很難埋首於冥想中。但是本書所介紹的「冥想呼吸法」絕不困難。最初只要學會呼吸法，配合著呼吸法，便能自然進入冥想世界。關於實際技術的指導，稍後將為各位探討。

經由醫學實際證明丹田呼吸法效果

知道釋迦牟尼建議眾人使用丹田呼吸法，是我的人生轉機，這件事在先前已經敘述過了。這個丹田呼吸法，能夠幫助疾病的治療。實施西方醫學治療的濟生會醫院，曾有頗耐人尋味的臨床病例，在此為各位介紹一下。

此醫院的首任院長因為西方醫藥無法治癒自己的自律神經失調及慢性下痢，而採用丹田呼吸法，在三週內便治癒了病症。從此以後，他對於來到醫院的患者，既不用藥、也不注射，只靠著丹田呼吸法便治好他們的疾病。

經由這些實驗發現，對於糖尿病、高血壓、貧血、下痢、頭痛、生理痛及肝臟、腎臟、自律神經等方面的疾病治療有效。

話題再追溯到日本江戶時代。當時被視為不治之症的肺結核，由於尚無鏈黴素及卡那黴素等特效藥，因此比現在的癌症要可怕多了。

有利用丹田呼吸法治好的記錄。白隱禪師罹患肺結核，當時並沒有藥物可供醫治，因此陷入餘命所剩無多的絕望狀態中。但是，白隱禪師卻利用呼吸法及冥想治好自己的病，並且得到長壽。根據文獻記載，「呼吸法每天進行一千次」，而臥病在床的病人，更需要每天、每天都進行一千次呼吸法。

實行一千次丹田呼吸法，到底會發生什麼情形呢？我曾經挑戰過一次。究竟花了多少時間？我不知道。白天因為有電話及各種事物的阻礙而無法順暢進行，所以利用半夜無人的時間熬夜進行。

九點鐘熄燈，從九點開始到清晨五點起床的這段期間，一直持續進行呼吸法。光是要數一千次就是非常麻煩的作業了。於是我在身旁放著火柴棒，每進行一百次呼吸法，就放置一根火柴棒，以這樣的方式持續進行丹田呼吸法，一直到早上點燈為止，持續做了八百九十次到九百次之間。持續進行八小時才進行了九百次，我想白隱禪師的一千次，大概需要十小時的時間。

持續這樣的努力，就治癒了當時被視為不治之症的結核病。

將呼吸法及冥想的效果合而為一

一夜進行一千次丹田呼吸法的挑戰，事後有什麼感覺呢？為各位報告一下。我覺得自己的體調非常好，覺得整個身體感到清風送爽似的快感，頭腦清晰，即使一夜未睡，也覺得身體是處於絕佳狀況。雖然原有胃弱的毛病，但此時卻感到胃腸狀況良好，排便順暢。這就是釋迦牟尼所指導的丹田呼吸法之醍醐味，我在當時真的感受到這一點。

我自己親身體驗到丹田呼吸法的效果，能夠了解其好處。沒有什麼困難的技巧，只是呼吸法的基本而已。另外，由於我也確信冥想的效果，所以打算將丹田呼吸法與冥想的效果組合起來，浮現了這個構想。將冥想及丹田呼吸法一併進行，應該具有一石二鳥的效果。這個構想不斷地提醒著我——丹田呼吸法以一邊凹縮丹田、一邊吐氣為重點，在吸氣時只要讓氣息順利滑入即可，並且只要吸氣時想像自己的希望就行了。

每想像一次希望，每次的希望都會確實進入自己的潛在意識中，成為實現希望能量而刻畫在意識內。每天進行一百次，就會有一百次的希望進入潛在意識。即使缺乏集中力的人，在進行呼吸的瞬間也容易集中注意力。

以往未曾接受冥想訓練或欠缺集中力的人，就能在吸氣時輕易到達接近冥想狀態。我將這個呼吸法命名為「冥想呼吸法」。

無論什麼事情，「基本」都是最重要的。想要達到真我開眼的境界，一定要淨化心靈，需要「內觀」「止觀冥想」「人際關係調和冥想」等。但在進入這些淨化法之前，基本上一定要學會冥想呼吸法。

「內觀」，佛教術語，意為以智慧來觀察，是修行禪那（指四種色界定）的兩種方法之一，也是三無漏學之中的慧學。內觀是一個非常單純、活在當下的修行方法，藉由無選擇性的「觀察」，直接體驗身心之中的實相。

「止觀」，是佛教中的一種修行方式，止為止息妄念，也就是我們一般俗稱的「定」；觀為觀察思維，目的在獲得「慧」。

「內觀法」云：

雙腳伸直確實併攏（仰臥體位）。緊接著將全身的精神集中在臍下的氣海、丹田（肚臍下精氣匯集處），再充實於腰腳至足心（由腰至足底部分）。此時採以下的觀想：

㈠我的氣海丹田、腰腳足心是本來的自我。本來的自我豈在鼻或口呼？

㈡我的氣海丹田、腰腳足心是本我的故鄉。所以該處便不會有任何訊息。

㈢我的氣海丹田、腰腳足心是自我的本心。是淨土（如來世界）。故離自我的本心別無莊嚴淨土。

㈣我的氣海丹田、腰腳足心是自我身體中的彌陀（阿彌陀如來）。我身是彌陀，故自我以外的彌陀不能說法。

如此以強烈的自信不斷重複觀想。利用這種反覆的觀想，全身的精氣就會在不知不覺間充滿於氣海丹田，乃至腰腳足心。此時臍下便會如瓢（瓢簞），更緊縮形如球般地堅硬。

如果將「內觀法」分解成幾種息法，按照進度來學習，在不知不覺中，即可達到「內觀法」的境界。如此地下工夫，便可稱得上是丹田呼吸法。

了解基本以後，才能夠加速進入下一個階段，強化集中力。實際上的進步究竟如何呢？為各位列舉實例。——排除自己過去的煩惱及心靈的污濁，而進行的淨化冥想，就是內觀冥想。在一般的研究所，至少要花一週時間來進行內觀冥想。

到第三天，因為對主題尚無法順利進行集中冥想，因此沒有辦法得到潛在意識的引導，往往不能想起過去的事情。假使在進行這個冥想前先指導冥想呼吸法，再配合內觀冥想一起進行，在第一天時就有很多人可以進入內觀冥想的境界。所以冥想呼吸法，可謂是深沉冥想的基礎，也就是使初學者能夠體驗到冥想狀態的呼吸法。

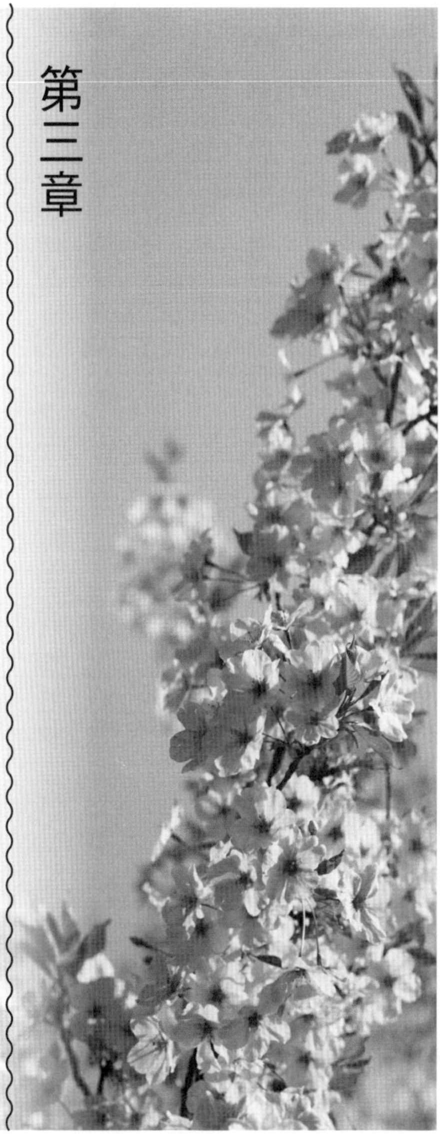

第三章

利用實踐呼吸法改變自己

——光靠想像便能使你堅強

學會正確的呼吸法

「冥想呼吸法」內含四種呼吸法。包括坐位冥想呼吸法、五體投地呼吸法、數息、躺下呼吸法四種，希望各位要全部熟習。如此才能迅速了解冥想呼吸法的真髓及方法論。

若在四種方法中，選出自己最容易做、最喜歡的方法，依照各種不同的狀況分別使用，也很理想。例如，早上實行坐位冥想呼吸、晚上採用躺下呼吸法等，配合各種不同的情形分開使用，就能夠享受變化的樂趣、毫不厭倦的實行下去。

最後，則附帶進行由我所誘導的「身心放鬆冥想法」，可以參考一下，增加不同種類的方法。

我們就從所有冥想呼吸法共通的「正確的呼吸法」開始學習吧！

每次吐氣時，丹田都要向內凹、吸氣時要使其膨脹，這就是「正確的呼吸法」。丹田位於肚臍下方約九公分至十五公分處，在此教導各位計算丹田正確位置的方法。

丹田的位置

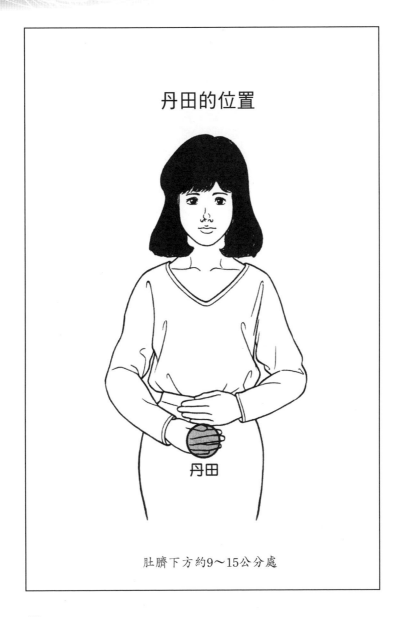

肚臍下方約9～15公分處

首先，將左手伸向正側面，拇指置於肚臍上方，然後右手橫擺在左手小指下方，而此右手所覆蓋之處，就是距離肚臍下方九至十五公分的丹田。

普通人的呼吸，大都是由肺所進行，丹田通常不動的。即使進行深呼吸時，也只是移動橫膈膜而已。

學習聲樂的人會進行腹式呼吸，但是腹式呼吸的空氣出入也僅止於心窩。而丹田的位置是在肚臍下方九公分到十五公分處非常的低，觸摸之後便可以了解到，丹田其實是位於膀胱附近。

在開始呼吸之前，將雙手抵住丹田。從未受過丹田訓練的人，幾乎無法使丹田移動。這是因為丹田並非運動神經支配下的肌肉，而是受自律神經所支配的肌肉。就和耳朵一樣，所以必須下意識的進行移動丹田肌肉的練習。而運動不足的人，或腹部積存贅肉的人，幾乎無法使丹田移動。

丹田很難移動者，需要在吐氣時用手按壓丹田，讓其周邊的細胞記住「吐氣丹田向內凹」，努力養成這種習慣。

冥想呼吸法實際技巧①

坐位冥想呼吸法

◎正坐或坐在椅子上

綁緊皮帶的人，先將皮帶放鬆。皮帶太緊便很難進行深呼吸。為了體態美麗而穿上束腹，會造成呼吸較淺，必須多加注意。

①雙手抵住丹田處，輕輕閉上眼睛。因為吐氣時丹田不會輕易凹進去，因此許多人會在肩膀或心窩處用力，不過千萬別在這兩處用力。肩膀或心窩用力時較難呼吸，也無法持續正確呼吸法（坐在椅子上時，如果深穩坐在椅子裡，則丹田不能巧妙用力，因此一定要淺坐，腰部挺直、放鬆肩膀和心窩的力量）。

②從鼻子吐氣縮丹田，身體慢慢的向前彎曲，使肚皮凹陷如貼於腰骨上一般，雙手輕輕按壓丹田，然後，等到覺得痛苦時才放鬆，任由氣息吸進體內。

再重複一次。由鼻子吐氣，上身稍微向前倒，丹田更容易凹陷。

最重要的，就在於雙手輕輕按壓丹田，使其凹陷，想像丹田的肚皮似乎黏住腰椎，持續努力吐氣。然後再輕輕的放入力量，緊縮臀部，放鬆力量、自然吸氣。吐掉的氣息會自然地吸進體內，所以不勉強吸氣。總之，只要藉著吐氣以及收縮腹部使其凹陷，將重點置於此即可。這就是基礎。

再重複一次。由鼻子吐氣，上身向前傾。感到痛苦時就放鬆，吸氣時挺直背肌，確認肩膀是否用力。在吸氣時，一旦肩膀用力，就要放鬆肩膀的力量。重複這個動作一陣子。一定要慢慢地習慣這個呼吸法，讓身體學會這種方法。

是不是採用錯誤的呼吸方法呢？吐氣時要使腹部凹陷，平常那種吐氣時腹部膨脹、吸氣腹部凹陷的壞習慣一定要改掉。如果不改掉這種壞習慣，容易患肺氣腫等呼吸器官毛病，身體孱弱。

剛開始丹田不會輕易的凹陷，但是只要想像下腹部的皮凹陷，貼於腰椎，使其不斷的凹陷即可。最後要緊縮內股的肌肉，緊縮臀肉。重複這麼做時，肩膀不要用力，挺直背肌。

這個呼吸法的秘訣，必須藉訓練而習得，然後才能進入以下階段。如最初所敘述的，吐氣時，只要將意識集中於丹田的凹陷，吸氣時將希望實現的情景印象化，重複這麼做即可。

■坐位冥想呼吸法

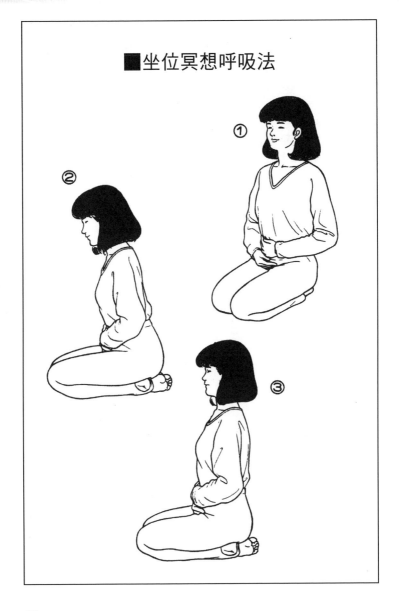

第三章　利用實踐呼吸法改變自己

這就是坐位冥想呼吸法的秘訣。

利用呼吸法完全治癒子宮肌瘤

換個觀點來看一下，將重點置於丹田的呼吸法的生理效果。這個呼吸法，能夠把充分的新鮮氧氣吸入血液中，具有改良血液狀態，提高自然治癒能力的作用，可以使疲勞迅速消除。

此呼吸法能夠刺激膀胱周圍的肌肉，使其凹縮，同時能刺激膀胱上方的腸，連帶使腸收縮。這個收縮以及接踵而來的鬆弛效果，便可使腸的蠕動運動活性化，對於便秘及下痢都具有治療效果。罹患慢性便秘或經常服用瀉藥的人，以呼吸法治好的例子非常多。

我在體弱多病的年輕時代，如果沒有瀉藥，一週到十天都會一直維持便秘狀態。而且在腸較細微處出現黏合現象，已經是腸閉塞前階段狀態，曾經出現好幾次。而此腸黏合卻藉著呼吸法完全消除了。

可以利用丹田呼吸法治癒的疾病還有很多，如胃下垂、內臟下垂、子宮肌瘤或呼吸系統疾病等等。

為什麼會罹患胃下垂或內臟下垂呢？其理由是因為內臟乃藉著肌肉的收縮力而保留在固定位置，但是隨著年齡的增長，肌肉的收縮力會減弱，如此一來便很難支撐內臟而導致內臟下垂。

但是，衰退的肌肉以藉著丹田呼吸法，使其再度強化。在吐氣時腹部用力凹陷，腹部的肌肉細胞收縮能力便能活性化，使細胞恢復彈力，同時令胃也回復到原來位置。

子宮就在丹田附近。當子宮的血液循環及代謝遲鈍時，子宮容易形成瘤塊。一旦子宮的血液循環不良，便容易罹患子宮肌瘤或是癌症。這時可以使用丹田呼吸法，最初腹部會感覺到疼痛，沒有辦法拉扯丹田。

但是，不要放棄，利用呼吸法持續使丹田凹陷，就可以使患部的代謝良好，肌瘤柔軟，如此一來肌瘤就被溶解，變成惡血而排出體外。

以前，曾有腹部罹患肌瘤、膨脹成如足球般大小的女性。醫院表示：如果不動手術切除，是不行的。但因為她還沒有結婚，所以想要避免手術切除的治療。

她利用這個方法，在一週中，每天進行三百次呼吸法。

過了一週後——原來硬邦邦的下腹部變得柔軟，而且大量流出黑色的血液。在一個月後至醫院接受X光檢查時，發現子宮肌瘤已經完全消失了。

使副交感神經活性化，提高內臟機能

一般而言，身體中代謝遲鈍的部份，容易產生疾病。利用呼吸法使得代謝良好，不僅能夠治療，還有助於疾病的預防。新鮮氧氣充分送達的部位，具有病原菌不易繁殖的性質。如果有充分的氧進入肺，就不容易罹患肺癌或肺疾病，因此，歐美等地的某些醫院，便使用呼吸法來治療呼吸器官疾病。

先前也敘述過，冥想呼吸法能使得自律神經恢復平衡，結果就可使副交感神經的功能順暢進行。藉此而提高活性化的胃、肝臟、胰臟、十二指腸、腸、腎臟等器官機能，並且促進血液循環。

人類體重的十三分之一是血液量，其中的一半大都集中於腹部。女性容易罹患手腳冰冷症或是血液循環不良，或腹部的靜脈血液循環停滯、無法順暢回到心臟的體質較多。這時，利用呼吸法，收縮下腹部，使其凹陷，使停滯於腹部的血液能一氣呵成地回到心臟，使血液得以淨化、循環全身，血液循環及代謝都會變得良好。

實行呼吸法，會出現身體溫暖的現象，就是血液循環順暢的證明。雖然呼吸法是安靜的運動，但是體溫卻會逐漸上升，而且會冒汗。只要以自己的肌膚感受一下，就可知道血液循環順暢了。

提高企劃力，決定能力

持續進行呼吸法，呼吸會漸漸變得緩慢，呼吸的間隔逐漸增長，能夠帶來長壽。動物中的鶴及龜是長命的象徵。鶴和龜一分鐘僅呼吸二、三次。相反的例子如猿猴，經常處於不穩定狀態，一分鐘呼吸三十三次。

我們的呼吸通常一分鐘是十四～十八次，在生氣時一分鐘的呼吸會達到二十二次以上。但是如禪道高僧進入深沉冥想時，一分鐘僅進行一次到二次的呼吸。呼吸次數減少越多，就越容易達到深沉的冥想狀態，因此高僧大都長命。

扯到長壽的話題似乎有點偏離正題。但是呼吸法還能夠提升我們的決斷力。在這個資訊化、講求速度的時代，不具備決斷能力，就會跟不上時代。

當感覺迷惘、不知道如何下判斷時——「請等等！等到我冥想以後再決定吧！」當然你不能這麼說出讓別人等待的話，但是只要學會冥想呼吸法，就不用擔心了。在進行深沉呼吸時，容易產生α波的狀態，最容易接受來自潛在意識的靈感。潛在意識在瞬間便能做出最好的回答。所以，呼吸法不僅有助於健康層面，對工作方面也有很大的助益。

由鼻子吸入「氣」生命力

呼吸本身具有宇宙的意義。人類的吸氣並非只是將空氣中的氧或氮吸入而已。在宇宙肉眼無法看見的空間中，目前蔚為風潮的「氣」（氣，瑜伽稱為普拉納＝生命之源）這個肉體看不到的生命力，也能一併吸入體內。由鼻子吸氣，然後在鼻子深處使普拉納被體內吸收。比起用口吸氣而言，使用鼻子吸氣更能吸入較多的普拉納。

普拉納（Pranic）在古代梵語中，是指「呼吸」或「生命」，是一種生命能量（vital life），類似中醫所說的氣，或氣功所說的炁。

接著再探討鼻子與呼吸的話題。在剛開始時，許多人並不知道要用鼻子呼吸或張開嘴巴呼吸，在演講會中也經常有人問我這個問題。而我的回答，則是以身體的構造而言，呼吸最好用鼻子來進行。

為什麼呢？因為嘴巴主要以吃東西或說話為目的，呼吸只是附帶的工作。用嘴巴呼吸時，對身體有害的冷空氣或乾燥空氣會直接進入肺部。

利用鼻子吸入空氣時，能夠使空氣溫熱並予以適當的濕度，而且吸入的空氣中混合著塵埃，可以藉著鼻毛阻止塵埃的流入。鼻子具有淨化作用，因此呼吸是鼻子的工作。利用鼻子的功能，才不致增加肺的負擔。

當鼻子有毛病時，記憶力會減退、容易疲倦，這是由於很難吸入大量宇宙能源普拉納而造成。或是品質不良的空氣進入肺中，也會使得事態更為惡化。

經常張大嘴巴呼吸的孩子，一定要幫他們儘早改變這個習慣。當鼻塞時，不得已要用口呼吸，但是若已經養成用口呼吸的習慣，必須立即改成用鼻呼吸。

冥想呼吸法實際技巧②

五體投地冥想呼吸法

請用悠閒的心情來進行「五體投地冥想呼吸法」。佛道對於年長者的最敬禮就是「五體投地」禮拜形式。以這個形態來進行的呼吸法，即為「五體投地冥想呼吸法」。

本來是要以正坐來進行的，但是面前放張桌子、坐在椅子上進行也可以。基本要領是相同的。戴著眼鏡進行非常危險，因此最好摘下眼鏡。

①輕輕閉上眼睛，放鬆肩膀的力量、挺直腰。將雙手輕放於兩股上，臉上抬。然後吸氣。

②一邊吐氣，一邊將手伸向天花板，朝前方伸直，額頭下垂（坐在椅子上時，一邊向前傾，一邊讓額頭抵住眼前的桌子。此外，若是正坐在地板上時，則額頭抵住地板）。

③一直吐氣直至無法再吐氣為止，若感覺痛苦，挺起上身再恢復原先的姿勢，雙手置於兩股上，最後抬起頭。這時很自然地空氣會依下肺、中肺、上肺的

■五體投地冥想呼吸法

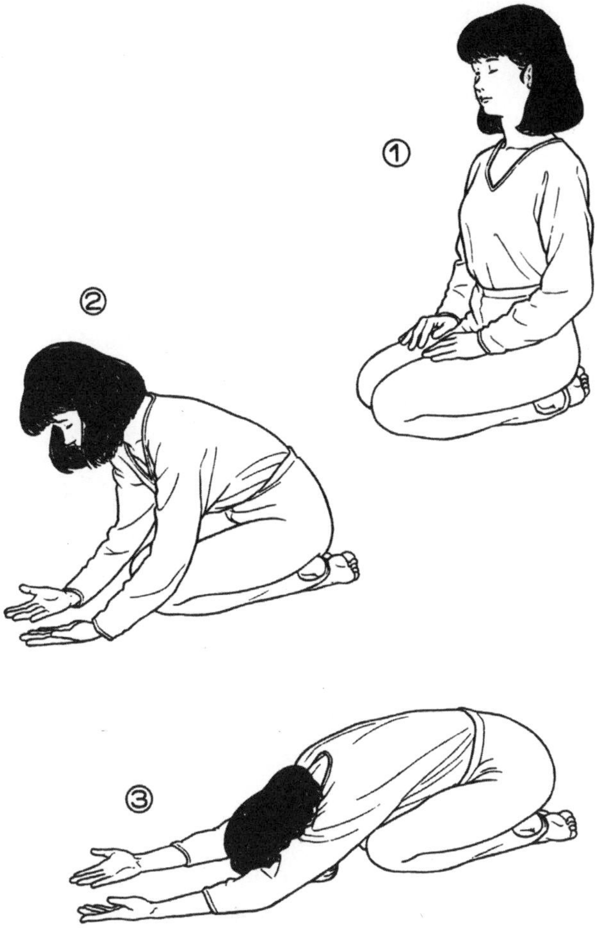

順序而吸入，進入鎖骨。

最初，坐著的呼吸法大約能吸入七五〇cc以上的空氣，而利用「五體投地呼吸法」，會自動進入二五〇〇cc以上的空氣。是通常呼吸空氣量的五到十倍。因此，習慣淺呼吸的，特別是呼吸系統較弱的人，每天持續進行「五體投地呼吸法」，便能改善體質，改善呼吸系統。

再重複一次，像先前一樣，抬起頭吸氣，一邊吐氣，手伸向前方。額頭朝下，按照先前學會的丹田呼吸法要領，好像肚皮貼在腰骨上似的收縮丹田，使下腹部凹陷，感覺痛苦時，再慢慢的起身吸氣，臉往上抬時，就會自然進入大量空氣。這個運動必須一天重複進行十次以上。

自然培養集中力

接著配合「五體投地呼吸法」進入冥想。漸漸地提高程度。還必須再復習一次冥想時的想像法。然後配合呼吸法進行冥想。

首先吐氣。吐氣時只需要將意識集中於收縮腹部（丹田）。接著在吸氣時描繪想像。請閉上眼睛，想像陽光從頭頂的雲層隙縫中灑下，穿過頭頂，穿過臉，穿過喉嚨，流入整個身體。想像其樣子即可，就算沒有清楚的畫面也不要緊。想像中的映像，就算不像電影畫面那般清清楚楚地刻畫在腦海中，也無需在意，只要想像就好。如此便能使宇宙生命力的根源「氣」，自然的進入體內。

在最初時，有人無法巧妙的想像。但是，絕對沒有人的想像力是零，也沒有人不會想像。例如一提到番茄，大家就會想到紅紅的番茄。同樣的，只要享受過朝陽的人，便能夠想像朝陽。

附帶一提，這時若是想像灼熱太陽，刺激會過於強烈，所以請儘可能想出自己曾體會過、感覺很舒適的陽光。例如，在山上見到從雲縫中灑下來的一道陽光，或是曬太陽時的陽光都可以。

為什麼要重視想像呢？我敘述一下其理由。人類的神經組織細胞無法區別現實或想像。

舉個很好的科學實驗例子來說，讓罹患漆斑疹的人進入催眠狀態，讓他接觸並非漆的東西，告訴他說：「這是漆。」結果真的就發了斑疹；讓他接觸真的漆，卻告訴他說：「這不是漆。」結果竟沒有出現斑疹。

基於同樣的原理，即使沒有真正的陽光出現在眼前，但是，也要重複想像似乎真正的陽光出現在眼前，當陽光出現在眼前時，同樣的生理反應也會出現在人體上。

這個現象對我們而言有好有壞。因為如果持續做壞的想像，就會產生使想像變成實際的危險性。例如，「我的身體很弱」或是「我不喜歡我的容貌」或是「我真不幸！」假使經常有這些憂鬱的想法，恐怕就會出現正如你所想的不好事態。

舉個好的例子，想像早上清爽的能量滲入自己體內的姿態，想像連我們自己都會非常喜愛的容貌，或是光輝燦爛的健康體，持續這些好的想像，就有可能使想像變成現實。

太陽是蘊育萬物的原動力。在太陽中，就算我們的眼睛看不到，但是卻含有使生命躍動的能量，而在其光線中也含有宇宙生命力的根源「氣」。因此，想像自己全身沐浴在陽光中，能夠使每一個細胞躍動、活性化（想像陽光，進行冥想，稱為光輝冥想。當疲勞或早起無元氣時實行，具有即效性，但是光輝冥想不可使用冥想呼吸）。

接著繼續進行呼吸法。「吐氣，吸氣，想像一次」，在心中自己數數。按照自己的步調進行十次。這是提高集中力的訓練，非常具有效果。一直持續想一件事情，自然就能將集中力培養出來。

剛開始練習時，越是想集中心力，就越會想到一些無關緊要的事，也許令你感到很失望。如果有其他的想念出現，一定要趕緊將它拂開，回到原先的想像。

只要十次，不受到其他思緒的打擾，努力做做看。只要十次，摒除雜念，集中心志，就能夠培養集中力。

燃燒腹部贅肉而減肥

這個「五體投地呼吸法」，呼吸非常深沉。只要稍加訓練之後，每分鐘呼吸次數會減少二次到四次。而禪道高僧進入深沉冥想時，一分鐘呼吸一次，普通人也能逐漸接近高僧的水準。如此一來，心情平靜，身體放鬆，感覺舒服地想要睡著了。

吸氣、吐氣時間漸漸拉長，肺活量不斷增加。以往肺較弱或肺活量較小的人，利用冥想呼吸法就可增加肺活量。重複練習之後，會使肺活量逐漸增大。慢慢地配合自己的步調進行呼吸，對身體很好。但是，不要勉強拉長時間。假若勉強忍耐痛苦，便無法長久持續，所以一定要按照自己的步調來進行。

「五體投地呼吸法」，可以非常有效的去除鼻子疾病及贅肉。當鼻塞時，實行五體投地呼吸法，可使得鼻子通暢。覺得有點感冒、鼻子不舒服時，不妨嘗試五體投地呼吸法。

想變瘦的人、想去除贅肉的人，利用這個呼吸法及「數息」冥想呼吸法（參照九十三頁），能夠展現很好的效果。比較快的人，可以在一個月內瘦四、五公斤，而瘦得最多的人，則是在兩個月內體重減輕十五公斤。光靠這個呼吸和「數息」，也有男性腹部的贅肉完全去除了。

雖說是減肥，但使用此呼吸法所減去的只是多餘的脂肪而已。不會減少有用的肌肉，因此能夠健康消瘦。因為體內吸入大量的氧，贅肉為了被還原成熱量而去除。深呼吸能夠燃燒經常積存於腹部多餘贅肉的脂肪，所以可以減肥。假使體重不會改變，但是整個身體肌肉卻能緊繃。腹部部份會凹陷、腰圍變細。

在家慢慢實行這個呼吸法，會覺得很舒服。當感到焦躁、不平靜時，一邊活動身體，一邊進行此法，心情會逐漸緩和下來。以往可能會在意一些小節，但現在卻想「啊！幹嘛為這麼無聊的事情煩惱呢？」而平靜下來自我反省。利用呼吸法開擴心胸，連上肺都能吸滿空氣，心情當然完全不同。

冥想呼吸法實際技巧③
數息冥想呼吸法

接著進入下一個階段。為各位介紹「數息」呼吸法。在吐氣時「一、二、三」，數一到十個數目，重點在於數的時候必須儘可能將氣息長長地吐盡。這個「數息」的優點，就是吐息時，最容易培養收縮丹田的習慣。有些人很難培養出收縮丹田的習慣，而不論在自宅，或公司休息時間，只要利用一點時間進行數息，就能獲致很大的進步。

一邊數數，一邊進行的「數息」，會消耗相當多的熱量，而拼命流汗。

最初時一天最少要進行一百次，但是每一回進行很難持續三十次以上。所以，最好早起時立刻進行三十次，下班回家進行三十次，就寢前進行四十次，分成三回來進行，總計進行百次就可以了。

進行百次所花的時間為三十到四十分鐘。早上提早起床十至十幾分鐘，可以擁有較多的時間，晚上回家以後在飯前及就寢以前進行數息，較容易持續下去。而且一定能換來熟睡。

只要學會數息，便能親身體驗到丹田收縮的感覺。此外，只要以正確的方法進行，即使數量過多也不會產生不良作用。對忙碌的人而言，可謂是最不花時間的健康法，沒有比它更好的方法了。

在學會呼吸法以後，當面臨不同於平常的情況時，也非常方便。例如，到國外旅行時，或因為忙碌而必須持續住宿於工作場所周圍時，或是每天回家的時間都很晚、持續外食時，容易導致體調崩潰。若在此時進行呼吸法，就彌補這些負面的缺點。

●數息實際技巧指導

「數」，即數數字；「息」，指個人鼻息、氣息。是將心念靠在氣息和數字上，藉以停止心念的遷流和昏闇。

數息是大聲唸數字的呼吸法。想要持續正確的呼吸法，對於初學者來說十分困難。但是只要學會這個數息的方法，自然就能培養正確呼吸法。

①數息時，以正坐或盤腿而坐的姿勢進行（坐在椅子上時，只能夠淺坐在椅子一半的部份）。雙手拇指與食指結印，輕輕置於股上。請參考釋迦牟尼或一些佛像的姿態。

挺直腰，放鬆肩膀和心窩的力量，稍微收下巴，眼鏡可以戴著不必摘下。眼睛半閉、視線落在前方一公尺處。所謂半閉，就是輕閉眼瞼卻能感覺到光線進入眼睛的睜眼狀態。並非眼睛打開一半之意。眼睛不完全閉住，較容易集中心志。如果眼睛完全閉住，反而會進入自己想念世界的人，最好採用眼睛半開的方式。

②調整姿勢後，最初先數「一」，慢慢地發出聲音，一邊吐氣，一邊將上身向前方倒，然後一直收縮腹部，直到不能再收縮為止。

■數息冥想呼吸法

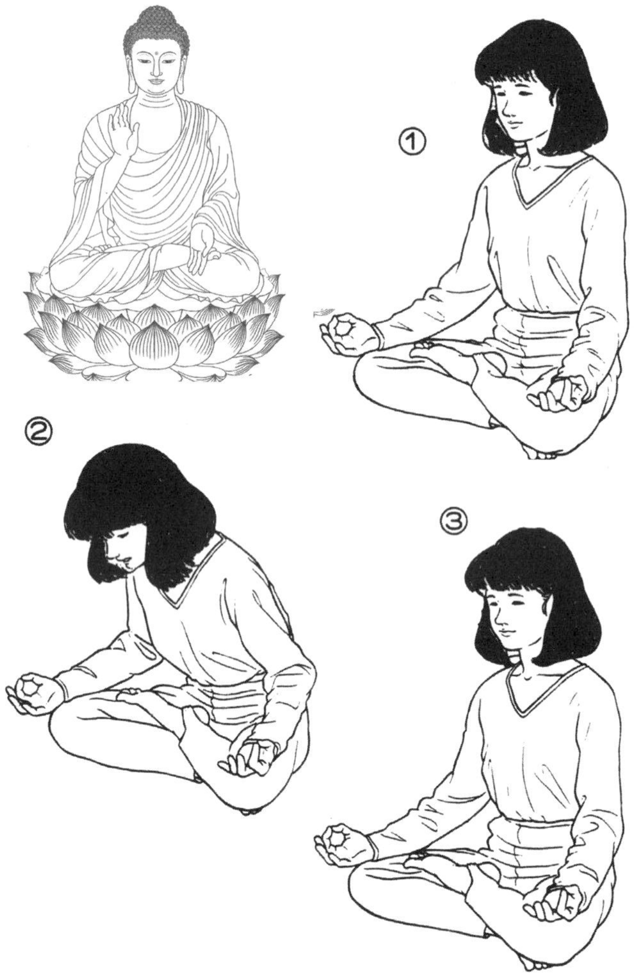

③最後放鬆力量，放鬆腹部，抬起上身。這就是一次的完成。

接著利用前述要領，開始數「二」「三」，一直數到十，要重複進行一次。一邊吐氣，一邊將上身前倒，慢慢的倒到最容易收縮丹田的地步為止。然後使腹部凹陷，直到不能再收縮為止。

再放鬆腹部，慢慢地抬起上身……。感覺肚皮好像黏在腰骨上似的，緊縮臀部，收縮丹田。而且儘可能大聲的唸：一、二、三……到十為止。

在數數時，一定要大聲唸。將發出聲音的作業與精神的集中一併進行。想要集中精神一定要大聲的唸。聲音太小時反而容易有多餘的雜念進入。相反的，如果加強自己的心情，大聲唸出來的話，雜念反而不容易進入。尤其沒有集中力或雜念容易進入的人，最好大聲唸出來，集中精神數數，就容易產生集中力。

覺得痛苦時，就放鬆腹部，氣息便會自然吸入體內。在吸氣時放鬆力氣，按照先前進行的方法想像陽光進入體內的情景。

總之，一定要放鬆緊張，從肩膀開始放鬆力量。數息時吐氣、吸氣重複進行十次。配合自己的步調來進行。這個呼吸法能夠吸入相當大量的空氣，空氣攝

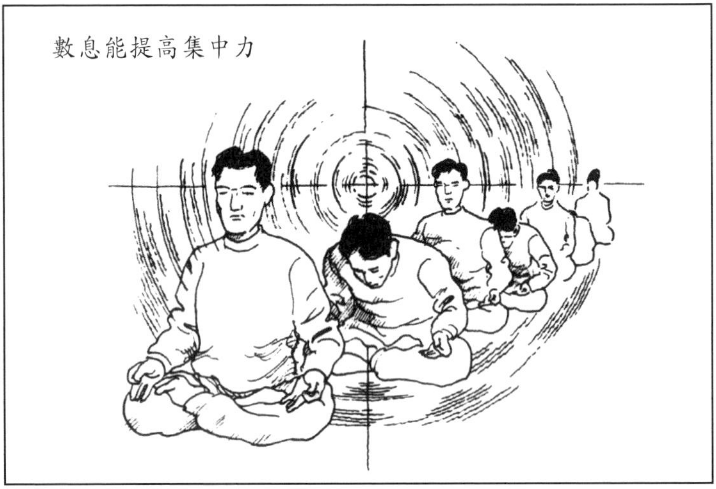

取量大約為二五〇〇cc到三〇〇〇cc。因此血液循環順暢，身體溫暖，雖然沒有運動，可是卻會產生運動後的爽快感。

提高集中力的「數息」

連續數息十次，需要相當大的集中力。如果十次都不會產生雜念的人，的確是相當具有集中力的人。到結束為止，需要花上幾分鐘以上的時間。然而要集中精神五分鐘去做一件事情，看似簡單，事實上卻十分困難。很多人即使要持續一、二分鐘都很勉強。

只要努力數息十次，即使原本沒有集中力也能漸漸培養集中力。像這種集中力的養成與呼吸法合併進行，是非常有效的方法。孩子缺乏集中力而令父母感到困擾時，我很有自信的建議這些人採用數息法。

有趣的是，有些國小一、二年級學童，默默進行呼吸法，立刻就會厭倦，如果一邊數息，一邊進行呼吸法，就能毫不厭倦地熱心持續下去。假使不出聲音，可能立刻就睡著了，但是只要出聲數數，則一定能堅持到最後為止。

不僅是想培養集中力的人，想去除下腹部贅肉的人，也最好採用數息法。而且這個數息法，對於胃腸較弱的人而言，是一大佳音。

在吐氣時，胃腸收縮到最大限度，因此可以刺激腸的蠕動運動，活絡胃腸的功能。實行呼吸法時，許多人會感覺到肚子內部在活動。腸不好的人，幾乎不會感覺到腸的活動。但是進行呼吸法之後，漸漸地，腹內會開始活動，當然對便秘症或下痢症能產生治療效果。

冥想呼吸法實際技巧④　躺下冥想呼吸法

有些人認為冥想呼吸法只能夠坐著進行，其實這種想法是錯誤的。還有更方便的方法，就是躺下進行的冥想呼吸法。為各位介紹一下「躺下冥想呼吸法」的秘訣。

①首先仰躺，躺在棉被、榻榻米或地毯上皆可。

②仰躺，雙手抵住丹田，兩膝直立。直立的膝與膝緊密貼合，但腳尖張開。腳不可以往前伸。由鼻吐氣，抵住丹田的雙手輕按丹田，儘可能使其凹陷。感覺痛苦時，再放鬆氣息，自然的吸氣。

這種躺著進行的呼吸法，會讓人覺得很舒服。因為覺得很舒服，所以會讓睡眠品質變得很好。

不容易熟睡或有失眠症的人，最適合採用這種呼吸法。

一般來說，躺下以後想事情或過於興奮時，會使血液集中到頭頂而難以成眠。只要能使血液由頭往下降，就會想睡覺。

所以，進行「躺下冥想呼吸法」時，衝到腦上的血液會下降，這個血液會在體內循環，使人覺得很舒服而想睡覺。比起為了熟睡而躺在床上數羊而言更加有效。事實上有很多人數羊，數著、數著卻越來越清醒，反而無法熟睡。

■躺下冥想呼吸法

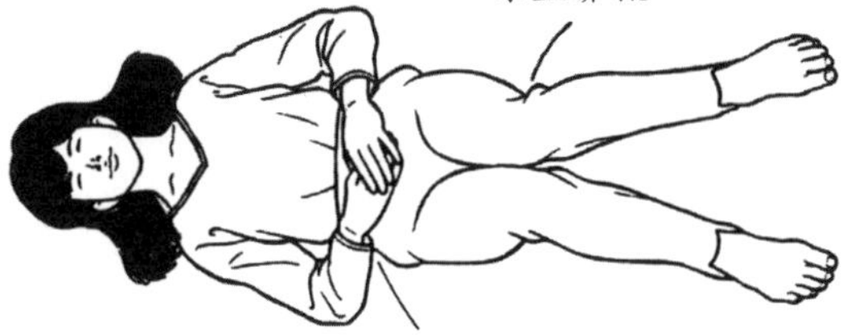

①

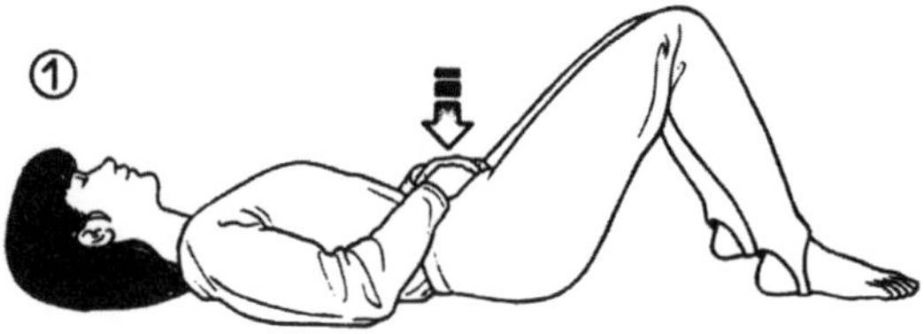

②

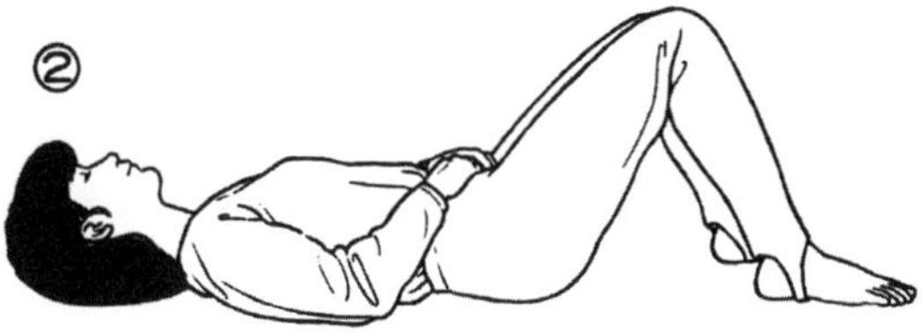

學會了「躺下冥想呼吸法」，不容易熟睡的煩惱和困擾都會消失。但是如果這麼做還是無法令你熟睡，那麼請轉換以下的發想較好。無法熟睡，可說是訓練「躺下冥想呼吸法」絕佳機會。

重複練習，就一定能熟睡。那些如果不吃安眠藥就無法入睡的人，可以嘗試一下，慢慢的你就會說：「記不得數幾下就睡著了！漸漸就熟睡了！」

這個呼吸法還有其他優點。即使當天的睡眠只有三小時，但進行這個呼吸法時，腦也能得到類似睡眠的效果，能夠在熟睡後消除疲勞。

因此，由於工作忙碌的關係，今天只能睡三小時或必須熬夜時，可以事先進行這個呼吸法。

如此一來，可以發現不同於睡眠不足的疲勞殘留感效果，值得試試看。

首先從「坐位冥想呼吸法」開始，然後學會了「五體投地冥想呼吸法」「數息冥想呼吸法」「躺下冥想呼吸法」。

到這個階段時，再回到最初的「坐位冥想呼吸法」，當初覺得困難的呼吸法和冥想法，現在實行起來卻容易多了。所謂習慣成自然，將四個方法一起訓練，

念珠的使用法

要正確的數珠，需花費相當大的集中力。從一數到十，或者是一、二、三……數到十，重複幾次數數時，集中於數數目，可能會有打斷冥想的情況。或相反的，在進入深沉冥想時，會忘記自己究竟到哪裡了。解決的方法就是利用念珠。像基督教會祈禱所使用的薄、橢圓形的珠子為九個相連，到第十個時變成大的圓珠，因此成為一個循環，全部由五十個珠子串成一串念珠。使用這種念珠，容易數，也不會數錯。

為各位介紹一下具體的使用方法。想要進行十次冥想時，先用左手握住念珠握柄部分的瑪莉亞像，用右手的食指與拇指夾住第十個大圓珠。雙手抵住丹田，一次吐氣、一次吸氣，左手接觸最開端的橢圓形珠子，第二次則接觸第二顆珠子，用這樣的方法進行到第十次時，左手與右手會碰在一起。這時正好是十次。利用這個方法，繼續再從十一進行到二十、二十一進行到三十，運用念珠形成畫分，在結束之前不斷前進到達五十次。繞行二圈則為一百次，容易數、容易了解，非常方便。

更能夠提升技術水準。

只要能夠學會這種基本的方法，再配合TPO巧妙的使用這四種方法較好。

舉一個例子來說，起床以後實行「坐位冥想呼吸法」三十次，午餐時間進行「五體投地冥想呼吸法」二十次，回家以後，洗澡以前進行「數息冥想呼吸法」三十次，就寢前進行「躺下冥想呼吸法」二十次，共計進行百次。

想像的描繪會改變達成度

冥想呼吸法所具有的力量，對於各種症狀的治療、體質的改善、以及實現我們的希望等各方面，都能發揮驚人的威力。現在為各位舉出具體例子，就「減肥」「恢復視力」「理想的體型」「瘦身美容」「改善過敏體質」「消除便秘」等方法為各位介紹。

但是在此之前，我想向各位介紹一下想像或冥想所隱藏的偉大力量。為了使各位更為瞭解，請先復習一下想像描繪的秘訣，然後再繼續看下去。

首先閉上眼睛。想像自己現在究竟希望些什麼？希望擁有健康，還是擁有苗條的身材，由與身體有關的個人問題開始想像，也許較為容易。

例如，想像自己的視力恢復時欣喜的姿態；或是太瘦的人想像胖的時候、太胖的人想像瘦的時候的理想身材的姿態。脊椎歪斜的人可以想像背脊挺直，身體狀況絕佳的姿態。必須具體的描繪姿態出來，這一點非常重要！

生病的人可以想像疾病痊癒，擁有血色良好的臉，充滿能量的身體，喜悅活躍的姿態。想像健康體，就能提升能量。

先前說過，罹患子宮肌瘤的人進行呼吸法，因為長著肌瘤，所以腹部無法凹陷，但是在想像中腹部完全凹陷，吸氣時覺得很舒服，腹部漸漸變得柔軟，持續這種想像而使想像實現，真的痊癒了。

即使沒有特殊的疾病，只想使自己活力充沛、經常在最佳狀況下從事工作時，可以想像自己的肌膚充滿光澤，血色良好的臉色。想像自己充滿幹勁工作的樣子。

埋首於這種想像法中，立即會察覺到心情非常平靜，腦波漸漸接近α波狀態。這時事實上已經轉到冥想狀態，一邊描繪更明確的想像，一邊配合呼吸法來

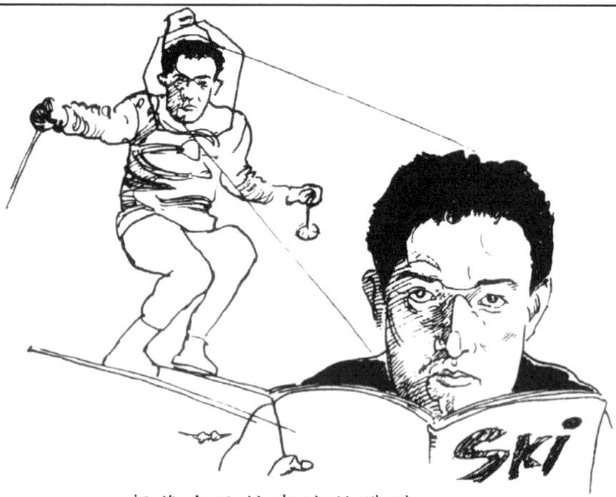

想像自己擁有這種體型

進行，更能提升程度。

如果自己體弱多病，而根本沒有理想、想像的慾望，可以看看雜誌，看看夏天穿著泳裝的運動選手照片、冬天的滑雪選手，或者是配合季節、擁有健康美的模特兒照片。

最重要的是要找一個和自己身高類似的人。其次可以想像「希望自己擁有這種體型」，將照片中的人換成自己的臉，每天看著這張照片想像「我要擁有這種體型」，將自己的理想體型刻劃在潛在意識中。

像這種不斷將印象輸入潛在意識的作法，就好似照相機的光圈一樣，配合焦距而決定照片的鮮明度，便能夠逐漸實現自己的理想姿態。

為各位列舉前章所述的想像理論加以證明之實例。

我的朋友北村克己先生是健美冠軍也是參加東方健美大賽與世界健美大賽中，頭一位得獎的東方人。據他表示，在最後的決賽中究竟是什麼決定勝負呢？其實就是想像力決定一切。

參加具有權威的世界健美大賽之選手，他們的訓練內容大致相同。許多選手為了創造理想體型而作訓練，練習十天，一天只有八小時到九小時，就無法再繼續練習了。那麼優勝的選手與無法得到優勝的選手之間，究竟是如何產生個人差異的呢？

詢問北村先生時，他說：「頂尖好手大都在平常進行冥想，在冥想中不斷描繪自己的理想體型，這個想像的巧拙和強弱，會造成個人差異。」也就是說，即使在健美的世界中，還是需要利用想像力進行冥想。

觀察一下運動界，各位就能了解，各種不同的運動需要不同的體型。所謂健美，就是沒有脂肪，但是筋骨卻非常壯碩的身材，否則無法獲勝。因此要經常想像這種理想體型。

如果你想成為相撲選手，就要經常想像相撲選手的理想體型。

在運動界，不論是有意也好、無意也好，大家都會追求理想的體型。必須要一邊進行想像，一邊進行訓練。假使某個健美選手認為相撲選手的體型比較好看，那麼我想這個人絕對無法獲得優勝。雖然同是想像力，但因內容不同，而產生很大的差距。

話題再回到健美先生北村克己身上。北村是冥想實踐家，他自認是藉著冥想的力量而創造了理想體型，他並沒有練習健美的指導老師。

「我的老師只有潛在意識而已」，那麼北村先生到底是如何進行訓練的呢？為各位介紹一下。

事實上，在決定參加世界健美選手大賽時，北村先生就已經背負著不利條件。要參加世界選手大賽必須有一年的準備期間，所以對他而言，真的是非常勉強，因為有其他原因所致，他在三個月前才決定參賽。他深信自己如果持續冥想，應該不會造成阻礙，於是進行集中訓練。

北村像平常一樣，對自己說：在幾月幾日的大賽中，一定要獲得優勝。因此，不斷想像要擁有任何種體型，塑造理想體型的印象，如果沒有想像，就無法創造理想體型。從一開始的體重決定為幾公斤，腰圈、手臂、腳、大腿到底是幾公分，必須確定大致的曲線。

從飲食生活的指示到訓練的種類及時間為止，全部都要遵從自潛在意識送來的靈感之吩咐。

第二個月也是這麼做，第三個月也是這麼做，直到最後都不斷由靈感得到建議。

正如他所相信的，潛在意識不斷送出靈感，而在大賽舉行的二週前最後的時刻，他自己感覺到有些害怕──「覺得有點不舒服了！」根據他說──好像有人為他雕琢肉體似的，自己的身體緊繃，只在必要的地方擁有肌肉，連細微處都擁有理想的體型。

「真是太棒了！重複想像到了某個時點，潛在意識就能完成一切。」這是他的說法。

擁有治好疾病的想像，就能治好疾病

我們一般人雖然不必創造特別的體型，但如果自己希望成為健康體時，就應該要想像理想健康體的姿態，這是絕對必要的。因為身心密不可分。而如果你說：「我希望自己的心情再年輕一些！」但是卻彎腰駝背，就不算是健康體。

並不是隨著年齡的增長，腰就一定會彎曲。即使年齡增長，只要想像自己的健康體，也能夠擁有背脊挺直、年輕的身體。

如果沒有「希望永遠年輕」的理想，把一切都交給自然，那麼，隨著年齡的增長，自然會出現配合年齡，不！應該說是比年齡更顯老態的身體。

古人說：「心是身體的表現，身體是心的表現。」

胃下垂的人會出現前傾的體態，如果不治好這個體型，當然也無法治好胃下垂；而神經衰弱的人也具有類似體型，只要神經衰弱的人能抬頭挺胸地走路，自然就能痊癒。

胃下垂和神經衰弱的人，都要想像自己抬頭挺胸走路的樣子，然後真的抬頭挺胸走在街上，便會覺得很舒服。身心是一體的，因此，若採取從身心兩方面同時治療的方法，就能使疾病迅速復原。

例如，想恢復視力的近視者，可以在平常想像自己不論看遠方的景色或遠方的東西，無需戴眼鏡就可看得很清楚，如此也就能展現治療效果。

擁有過敏體質的人，在冥想世界中想像自己全身肌膚如嬰兒般美麗的姿態，就能得到很好的結果。

目前成人病對策成為嚴重的社會問題，擔心高血壓或心臟疾病的人，想像自己有元氣地爬樓梯的姿態，「心臟不會噗通！噗通的跳，能夠一口氣爬上樓」，積極地想像能夠鼓勵自己的姿態。

決心想治好疾病，當然要想像「光輝、燦爛的健康體」等正面想像。最初只要想像即可，然後漸漸在想像中加入一些簡短的話語，也能產生好結果。「充滿活力的身體」，一邊做這樣的想像，一邊加入「真的得到健康了！」這樣的話語，能夠增加魄力，使想像更容易實現。

希望眼睛好的人可以說：「我能夠看清遠方的東西，只要是自己想看的東西，隨時都能看到。」要積極地將這些話語納入心靈之中。

胃腸較弱的人可以說：「我所吃進的食物能夠順利進行消化吸收，吃起來非常美味。」配合想像，添加話語，請各位千萬別忘了這麼做。

但是在冥想中實際描繪想像，有時也會出現與想像不符合的情形。

「實際嘗試以後發現較容易出現別的想像」或者是「似乎其他的想像更適合」，這種情況沒有關係，想像也能夠自由的改變。只要找出與自己的心靈十分契合，能夠順利描繪出來的想像即可。

「這樣我就辦得到了！」如果你能發現這種想像，那麼，潛在意識就會幫助你。

第四章

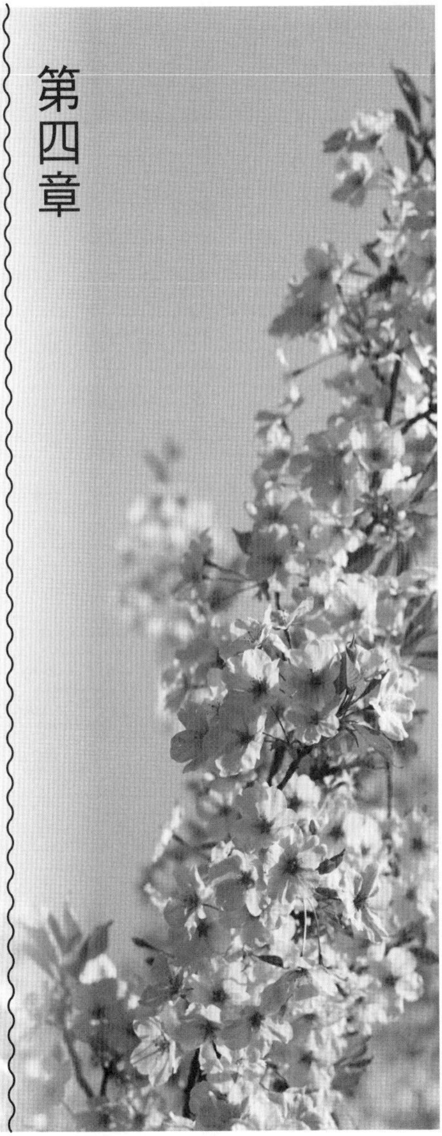

實證　復甦的身心

——體驗者闡述驚人效果

體質改善①　三天內瘦了十公斤

為各位舉出一個訴說想像力的良好偉大作用例子。身體肥胖的女性，利用冥想呼吸法和蘋果減肥法，成功的將體重減輕。

曾參加電視演出的日本女演員梅本律子，當時的體重超過一百公斤。所以她持續三天蘋果減肥法。為了迅速達成好的結果，因此梅本小姐配合呼吸法決定自己的體重。而建議她「想像自己成為這種體重時的姿態」。梅本小姐一邊想像，一邊實行冥想呼吸法，在三天內瘦了十公斤。

因為梅本小姐為重達一百公斤的肥胖者，瘦了十公斤也不算是苗條。但是她自己和電視台的工作人員都感到十分驚訝。若按照一般減肥法常識而言，三天是不可能瘦十公斤的。

事實上，在進入這個減肥法之前，梅本小姐曾說：「只要是蘋果，吃幾顆都不要緊！」在三天的減肥期間，梅本小姐的飲食生活為每天吃二十到三十顆蘋果。雖然採用這種吃法，但是卻能減輕體重。只能揣測其原因大概是女演員畢竟和普通人不同，具有非常驚人的想像力，因而能達到這種成果。

想像力的本身只要靠不斷練習便能提升。而且沒有任何年齡的限制，所以請各位千萬別放棄。只要反覆練習，一定能夠使技巧成熟，擁有力量。

想像並非困難之事，例如眼前有個杯子，你凝視這個杯子之後，閉上眼睛描繪想像它，這便是一種想像。

同樣的，只要決定好自己理想的姿態，然後加以想像即可。在持續想像時，每天進行一百次，就能將自己所想像的姿態具體刻畫於潛在意識中。當深深地刻畫在潛在意識裡之後，就能夠成為強力的能量，轉變成心想事成的力量。

先前也曾敘述過，於異次元世界所描繪的事物，會在三次元世界實現。此即為一種法則的表現。

異次元（Hetero dimension）世界，即是一個規則與秩序與人類現存的世界完全不同，比如魔法或鋼彈所存在的世界。現在被廣泛地成了時空隧道的代名詞。

三次元（Three dimensional）世界，泛指人類所居住的世界和宇宙空間，即我們所生活的世界，即現實世界。

物理學有能量不滅的法則，而「想」也是能量波動，按照這個法則來想，就能使想像成為能量而儲存在潛在意識中。

體質改善②　三週內使味覺變化，毫不勉強的減肥

接著，我們再來探討關於利用冥想呼吸以改善體質的方法。本章主要列舉的是瘦身美容。因肥胖而感到煩惱的人，請不要迷惘！只要持續三週，每天進行百次冥想呼吸，必然能產生好的結果。而不可思議的是，假使一天不實行百次，無法產生明確的效果。

此外，不僅對肥胖有效，例如，現代因心臟病而困擾的人，或想矯正視力的人，或想治好背骨歪斜的人，有許多人身受各種煩惱。

擁有煩惱的眾人，不要再迷惘，只要持續三週時間，每天進行百次冥想呼吸法，不斷實踐，即可發現不可思議的現象。譬如決定「想要減肥」「想瘦」，便能自然地利用潛在意識控制味覺，不會想要吃容易發胖的食物，不必努力去忍耐

克制想吃的東西。

容易發胖的人，大都喜歡吃蛋糕或油膩食物等導致肥胖的東西。明知道吃這些食物會發胖，卻無法停止，因此覺得很痛苦。有時還必須到健身房做運動，流流汗，必須不斷地努力。

但是，冥想呼吸法並沒有這個不能吃、那個不能碰的禁忌項目。只要決定自己一定要瘦，在飯前想像擁有健康的身體、苗條的姿態，進行呼吸法，就足夠了。因為實踐這個方法之後，原本坐於餐桌前時，看到喜歡吃的肉類就會伸手去拿、而且吃很多，但是，現在卻覺得不好吃而不想吃了。對於甜食，即使覺得看起來很好吃，卻不會出手去拿。這的確很不可思議，再也不必很辛苦、很努力地忍耐想吃的衝動了。

舉一個實例來說，一天，有一個身高一百五十公分身材矮小，體重卻達六十公斤的女性，她想減肥。我問她平常吃些什麼東西，她說正常的吃三餐，而且一天吃五個大福餅、七個鬆餅，因為拼命想減肥而到各種健身房去。雖然在進行的時候會瘦，但是立刻又發胖了。

她覺得「一直持續這種情形下去，也是毫無意義的！」

這時，如果提醒她詳細的注意事項，反而會形成壓力，於是我對她說：「想吃什麼都可以，但是要想像自己已經瘦下來的姿態，只要進行呼吸法即可。」

結果，她的味覺在第二週產生了變化，以往飯後一定要吃五個大福餅，但是現在只吃一個，而吃了鬆餅之後覺得胃灼熱很不舒服，從此之後漸漸減少食量。

像這種情形，不必忍耐吃的衝動，只靠著潛在意識就能控制食慾，非常輕鬆。而此人的體質也逐漸朝向好的方向發展，成功地減肥了。

體質改善③ 身體變成無法接受壞東西的體質

仔細想想，胖的人大都喜歡吃容易發胖的食物。而生病的人也許喜歡過著容易罹患疾病的生活。像埋首於工作的人，也許會造成工作中毒症。

在年輕時還無所謂，但到了中高年齡時，如果還太過勉強工作或經常熬夜，對身體會造成影響。

也許有些會面臨不得不加班工作的狀況，但也應該是以擁有健康為前提的工作才對。為了工作而倒臥在病床或過勞死，沒有任何的意義。必須在此之前就控制、管理好自己的身體。

開始冥想呼吸法以後，一些努力工作的人在日常生活中也會逐漸產生變化。以往會削減睡眠時間去玩或看電視，但現在則會自然擁有充足的睡眠時間。持續想像健康的身體，就不會做一些對自己身體有害的事情，而積極地從事對健康有益的活動。

先前的例子中為各位敘述過，在體調不良的時候，會特別喜歡不好的東西。酒精中毒的人，喝酒時，即使覺得酒不好但還是要喝，而無法戒酒。血液中的乙醇含量經常超過者，假使暫時戒酒的話，恐怕會更想喝酒。同樣的，光是吃罐頭食物或點心，血液會變得污濁，在肚子餓時就會想吃相同的食物。也就是以毒換毒的做法。

因此體調紊亂——雖然吃得很多——但是感覺麻痺，會造成過食傾向，或者是喜歡吃冰淇淋、咖啡等食物，有喜歡吃刺激物的傾向。

但是當身體逐漸朝向好的狀態發展時，就會努力尋求好的傾向，努力進行呼吸法，想要花三天的時間減肥。而重複減肥之後，血液便予以淨化，身體也不再想要不好的東西了。

在我體調很差的十幾歲時，很喜歡吃肉類和甜食，體調越差，越討厭吃蔬菜，也不喜歡吃麵，不喜歡吃水果。總之，對身體好的東西我全部不喜歡。並且不吃飯，只吃年糕、小豆湯及大福餅。在外出時則會吃漢堡或排骨飯等等，過著亂七八糟的飲食生活。

到了大學時期，我相信自己能治好自己的身體，得到健康，於是開始進行冥想和呼吸法。我變得不喜歡吃肉，不必特別勉強戒除吃肉的習慣，但是只要一吃肉，就會覺得不舒服、發疹，身體出現了拒絕反應。

同時我進行斷食，避免肉類和糖分的攝取，努力使血液乾淨。血液一旦乾淨之後，就無法再接受不好的東西。

後來想想，腎臟不好的人是無法完全淨化血液的，無法善加分解肉類的毒素，因此肉類與我的體質不合。我並非想讓喜歡吃肉的人完全不吃肉，剛開始不必決定什麼對自己好、什麼對自己不好，只要接受來自潛在意識的靈感，身體自然能朝向正確的方向發展。

此外，無須過於拘泥營養價值的問題，它會造成壓力，感覺疲勞，只要正確的進行冥想及呼吸法就夠了。

體質改善④ 因無法接受香菸而自然戒菸

戒菸是指吸菸者戒除吸用尼古丁的毒癮，目前是各國一項主要的議題。當人吸入尼古丁後，會影響腦中的獎賞路徑，使吸菸者感到愉悅，而逐漸成癮。

利用呼吸法也能自然地戒菸。菸抽得過多而導致肺中積存大量尼古丁，就算戒菸，也可能出現尼古丁的禁斷症狀。這時並不容易戒菸，因為不吸取尼古丁，就無法保持身心的安定。

但是實施呼吸法，將氧大量吸入體內，漸漸地就無法接受香菸。如前章所敘述，體質不斷改變，體內便無法接納壞東西了。

這些變化也會出現在其他各方面。像不喜歡運動的人，持續想像自己擁有充滿活力的健康身體時，就會感覺「啊！我想運動」「啊！每天慢跑也不錯」，會在潛在意識的催促下，從事有益身心的運動，真是不可思議的事情。

因此，我一再重申這並非什麼困難的事情。只要配合呼吸法和理想的想像，節食和戒菸絕不困難。漸漸地，就能改變體質，而且擁有集中力，逐漸進入真正的冥想世界。

體質改善⑤ 進行眼肌訓練，恢復視力

近視、遠視、老花眼等視力有障礙的人，通常都是眼部肌肉出現麻煩。眼睛包括眼球朝前後移動的直肌、斜向移動的斜肌，以及支撐晶狀體的睫狀肌等，配合所看東西的方向、遠近，進行調節，並對準焦距。但是直肌、斜肌以及睫狀肌會隨著年齡的增長而萎縮、硬化，無法調節。

那麼該怎麼辦才好呢？

只要訓練眼球肌肉，使其活性化，就能恢復原有的功能。逐漸恢復原來的視力。將此訓練配合呼吸法來進行，便能迅速矯正視力。

以下為各位稍作介紹。

為什麼會發生這些症狀呢？我們加深呼吸法時，就自然能自覺到原因何在？如果眼睛不好，通常後腦勺到脖子、肩膀會痠痛。首先必須去除痠痛，否則眼睛無法恢復健康。

此外，因為眼球肌肉緊張，故以放鬆眼部肌肉為先決條件。所以恢復視力，首先要從脖子的訓練開始。這是由於不僅是眼睛，連脖子以上的口鼻耳等器官、肌膚也出現了問題。在頸椎周邊已經產生麻煩，眼睛甚至與頸椎的歪斜或疲勞有密切關係。

使眼睛放鬆，消除疲勞，全身就能恢復爽快的力量，體調良好。眼睛狀態的好壞，不僅是視力的問題，因此絕不能輕視眼睛的健康狀態。

為各位介紹一下改善視力的訓練。

實際技巧篇① 視力的訓練

從前有一句玩笑說：「因為借錢而脖子無法轉動。」這並非毫無根據的話，而是事實。由於借錢造成壓力，承受壓力時，脖子、肩膀、背部緊張、肌肉痠痛，脖子就真的轉不動了。

脖子越僵硬，越會出現歪斜現象。脖子的歪斜現象固定之後，會壓迫從頸椎伸出的神經器官，或扭曲變形，結果就會對視力造成不良影響。不僅如此，脖子以上的鼻子、耳朵、頭髮、肌膚都會發生問題。

經常坐在椅子上、坐在辦公桌前的人，或者處理個人電腦事務的人，也許沒有察覺到肩膀和手臂經常痠痛。

眼睛不好的原因在於手臂痠痛，放鬆手臂肌肉使其柔軟，對於維持健康而言非常重要。

首先就從轉動脖子的訓練開始吧！無論是坐著、站著都可以。

●脖子左右伸展

先吸氣、吐氣，脖子朝左側彎曲，然後吸氣，恢復原狀。

人體在吐氣時肌肉會放鬆，這時可以用去除痠痛的心情吐氣，再吸氣、吐氣，然後朝相反的右側彎曲脖子，一邊吸氣、一邊恢復原狀。重複三次。

有些人在做脖子的伸展運動而朝左或朝右轉動時，可能有一邊做起來較困

脖子的左右伸展運動

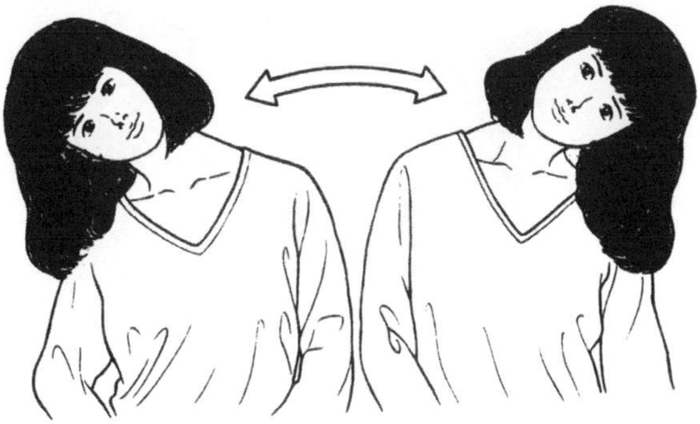

難。表示頸椎是朝向容易彎曲的一側傾斜，較難彎曲的一側要特別多練習幾次，如此便可以矯正了。

也可以利用整體來調整這個歪斜，但是當肌肉出現疼痛或歪斜時，很難恢復到原先的正確位置。

人類骨骼原本就具有挺直的性質，因此，只要去除肌肉的痠痛或扭曲，就容易恢復原先的位置。

●脖子的前後伸展

脖子朝左右彎曲之後，再將脖子往前倒，然後斷然地往後仰。後仰時，將嘴巴慢慢的張開、閉上幾次，如此便能刺激喉嚨的甲狀腺，而可以提高具有淨化血液功能的甲

脖子的前後伸展運動

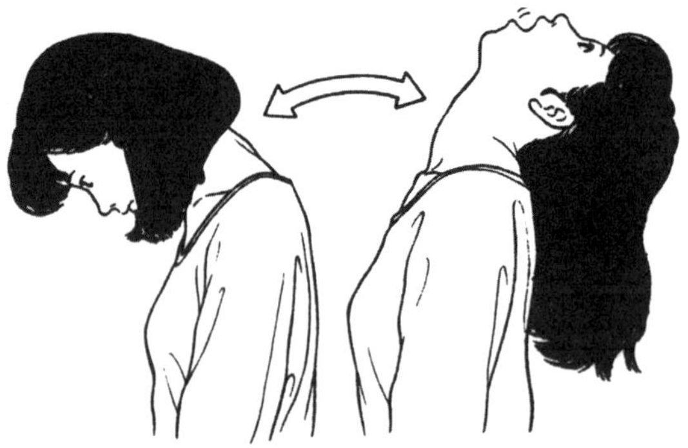

狀腺素荷爾蒙分泌作用。

促進此荷爾蒙的分泌，可以消除疲勞，預防昏昏欲睡。當你想要趕走睡意時，不妨嘗試一下。

●**頸椎的伸展**

其次雙手交疊於頭部後方。雙肘朝內側靠攏。很自然地使用雙臂力量保持頸椎伸直狀態。然後吐氣，雙臂慢慢的用力朝左右方向扭轉。

假如感覺「疼痛」時，表示這個部位已經相當痠痛了。

此運動與醫院中進行的牽引具有相同效果。它能夠靠自己的力量進行，比使用道具的牽引而言，更不令人感覺勉強。

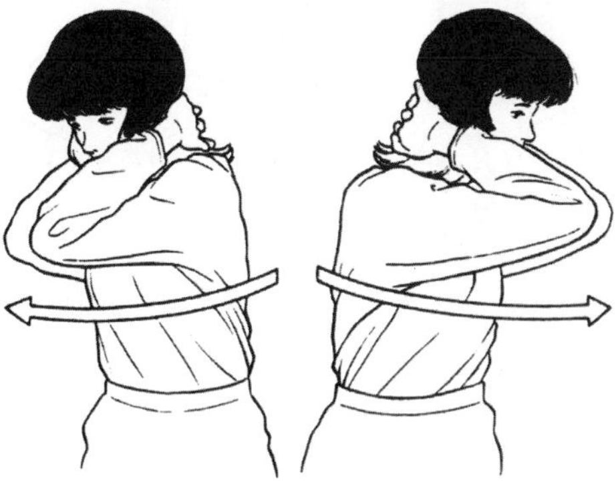

●繞脖子伸展

然後將脖子慢慢地、大大地朝右邊繞三次，左邊繞三次。一邊吐氣一邊慢慢進行，便能迅速消除肌肉的疲勞。

●肩膀的伸展

其次肩膀進行伸展運動。很多人感覺肩膀痠痛，這時應放鬆手臂的力量，將整個肩胛骨由內側往外側如畫圓似的大大繞一圈。再由外側往內側好像畫圓一般大大繞一圈，如此交互進行。

也許自己沒有發現到，在肩胛骨、肩和手臂根部的痠痛，及疲勞相當嚴重，這也是導致視力惡化的原因，因此為各位介紹消除痠痛、疲勞的一連串伸展運動。

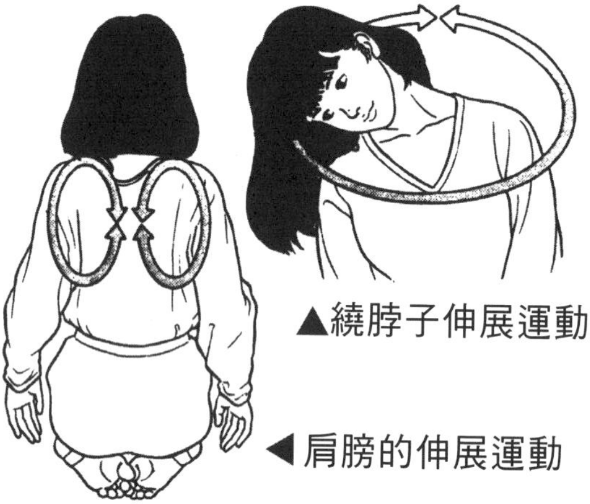
▲繞脖子伸展運動

◀肩膀的伸展運動

實際技巧篇②

刺槐姿勢

①右臂橫陳於胸前。然後左臂好像夾住右臂手肘似的將右臂推向胸前，並用力拉扯。接著將左臂橫陳於胸前，如先前一樣的要領，進行左臂的伸展運動。

②右臂繞過肩膀伸到背後，指尖抵住背後。左手抵住右臂的手肘，由上往下壓，伸展手臂根部的肌肉。然後按照同樣的要領進行伸展運動。

③右臂手肘彎曲繞到背後。左手抵住繞到背後的右臂手肘彎曲處，將右臂往上推。然後再按照同樣的要領進行左臂伸展運動。

■刺槐姿勢

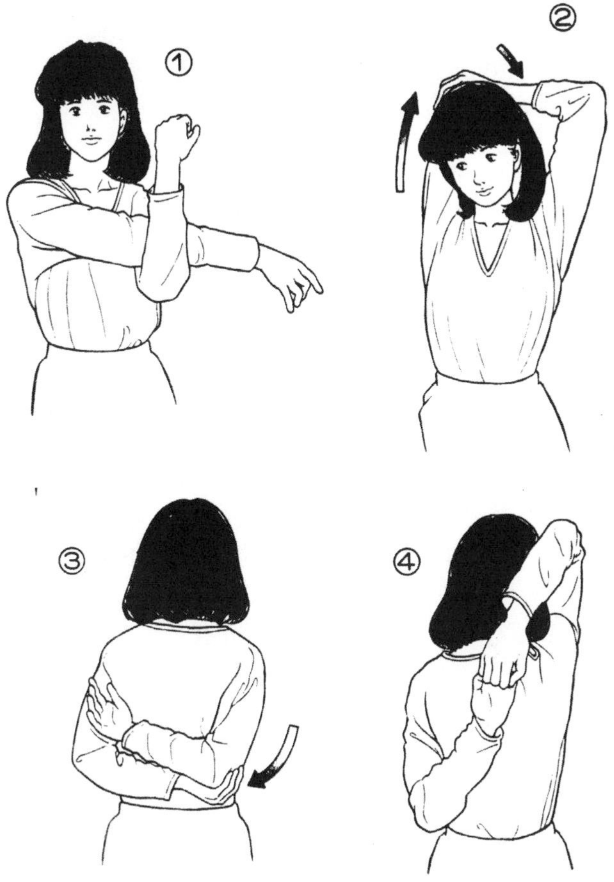

④最後雙手在背部斜向相連。右臂由肩膀上繞到背後，左手由下方繞到背部，在背後與右手相握。稍作暫停之後，更換手臂、按照同樣要領在背部進行握手姿勢。

進行刺槐姿勢時，左右手的伸展方式會有所差距，這表示肩胛骨已經歪斜或脊椎歪斜。

如果左右手無法同樣地伸展時，表示在某處有痠痛症狀出現。

當肩膀或頸部周圍疼痛時，做刺槐姿勢的雙手會無法連接在一起。無法巧妙進行此姿勢的人，可以用雙手拿著手帕或毛巾，繞到背部後方互相拉扯，每天重複進行，就能放鬆肩膀和頸部的痠痛。

利用此簡單的伸展運動而使雙臂伸展。尤其將重點置於較難伸展的手臂來進行較好。

如果將肩膀肌肉的痠痛或僵硬放任不管，容易罹患四十肩或五十肩。在你本人也不知情的狀況下，手臂的根部也可能意外的出現痠痛現象。像這種疼痛以及四十肩、五十肩或腱鞘炎等，都令人感覺非常痛苦。

一直強調必須去除痠痛現象，是因為若想進入深沉冥想，全身肌肉的放鬆非常重要。而脖子和肩膀的痠痛會令人有不快感，心情苦悶，妨礙了深沉冥想。

瑜伽所採用的各種姿勢，都是為了讓肌肉達到最高度放鬆而開發的伸展姿勢。談到瑜伽，許多人都認為要進行複雜的柔軟體操，但如先前所述，這實為誤解，為避免因肌肉痠痛而阻礙冥想，所以瑜伽中也具有調整肌肉狀態使其柔軟的姿勢。為了進入深沉冥想，創造體調非常重要。同時也能產生治療眼睛或高血壓的效果。

體質改善⑥ 利用「遠近訓練」恢復眼球肌肉的力量

冥想呼吸法以及眼球的肌肉訓練，能夠提升視力。

首先來探討近視的問題。假使平常就僅看近距離的東西，視力必然會減退。此外，看電視或用功讀書應付考試時，持續著長時間看近距離東西的生活，容易罹患近視。

另外，生活於都市之中，看遠處的機會較少，看遠處的眼球肌肉衰弱，因此都會區近視的人傾向較多。相反的，若居住在深山或草原地帶，看遠處肌肉便較為發達。像生活在非洲廣大平坦的地平線上民族，幾乎都沒有近視眼。

老花眼是隨著年齡增加，眼睛的水晶體會逐漸變硬，失去了原有的彈性，與睫狀肌的萎縮有密切關係。

因壓力或疲勞導致肌肉僵硬、肩膀和頸部出現痠痛時，睫狀肌容易萎縮。而若再加上眼球肌肉的麻煩，還會引起散光及其他的視力障礙。

所以，交互訓練看遠處與看近處的肌肉，進行這種「遠近訓練」，能夠產生近視眼、遠視眼及老花眼的改善效果。用這個方法再配合呼吸法，就更能提高效果了。

●遠近訓練

摘下眼鏡，站立或坐著都可以。首先，將自己所在位置能看到的對象擱置於數公尺外為前提。在屋內時，如較遠處可看見日曆上的數字、時鐘的數字或花瓶的花紋等等，都可以當作練習的對象。

在屋外時，可以公園或道路十公尺前方的樹木果實，或者看板上的文字作為

■遠近訓練

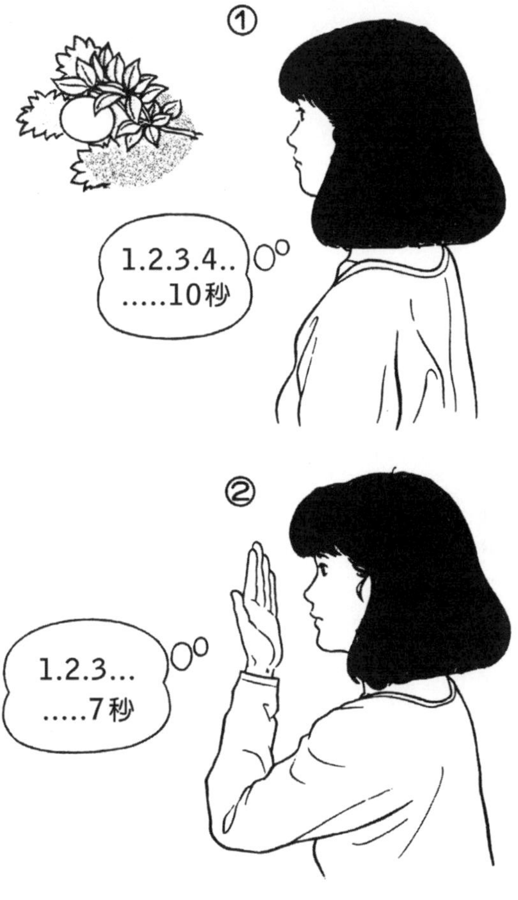

練習的對象。即使只能模模糊糊的看到那些對象物，也不要緊。

注意將對象物設置於視線需稍微上抬的角度線上。當下意識地想看清那些對象物時，看遠處的肌肉就會發生作用，這時在自己心中默數一、二、三、四……十秒之後，凝視你的對象物。

接著，將自己的手伸向眼前五公分處，將焦點固定在自己容易看到的手掌或指紋肌肉上，任何手指皆可以。

儘可能看近處，就算實際上看不到也沒有關係。這樣子就能使眼球的肌肉活動，此即為重點所在。

一直凝視，然後數一、二、三、四、五，六、七，數七秒後放下手，使視線再回到遠方對象的焦點上。

重複進行這個運動三十次。只要花十分鐘就夠了。

像這樣交互凝視遠、近物體，就能使支撐眼球的肌肉回復原先的彈力狀態。近視眼的人能看清楚遠方物體，而較看不清楚近處的遠視或老花眼的人，也能看清楚近處。

體質改善⑦ 原本〇・〇一的視力，現在已經不需要戴眼鏡了

這個眼球肌肉訓練的方法，可以配合呼吸法一併進行。配合呼吸法來進行，不但對眼睛很好，對身心也很好，而且做起來不會厭倦，具有一石三鳥的效果。

為各位介紹一下這個方法：

視線一直凝視物體不要離開，一邊看遠處、一邊在心中默數一、二、三、四……一直數到十為止。這個做法和前面相同。在這十秒內持續吐氣，吐氣時身體稍微前傾、收縮丹田。然後在吸氣時，凝視近處的指紋，心中默數一、二、三、四、五、六、七，數到七秒，以此為一套。

左手可以拿著一串念珠，輕握念珠。重複這個訓練，然後再按照先前所教導的念珠使用法一直前進到第三十顆珠子為止，這表示三十次的訓練結束。

這個方法使眼睛和左右手一起運用。雖然非常忙碌，卻不會覺得無聊，數的時候也不必使用神經，具有這種的優點。

關於視力的問題，我也感同身受，曾在某個時期感到非常煩惱。因為視力只

有〇・〇一，不戴眼鏡或隱形眼鏡便無法生活，但是經由訓練的成果，再也不需要戴眼鏡或隱形眼鏡了。

體質改善⑧ 在車上也能進行的「虹膜訓練」

虹膜（Iris）主要由結締組織構成，內含色素、血管、平滑肌。虹膜從前到後，約可分為兩層，前部含有色素與纖維血管組織，稱為虹膜基質；基質下的色素上皮細胞層，含有緻密黑色素細胞，所以後面呈現黑色。

恢復視力的有力方法之一，就是眼肌的「虹膜訓練」。眼睛在明亮處虹膜會閉合，在黑暗處虹膜會張開。利用這個性質的訓練配合呼吸法一併進行，即能恢復視力，這就是「虹膜訓練」。

●虹膜訓練

首先用右手蓋住雙眼，眼睛閉上，一邊吐氣、一邊在心中從一默數到十，其間好像看到先前的「遠近訓練」時，所見的指紋殘像一般，集中意識。也就是說，在想像中看指紋。

■虹膜訓練

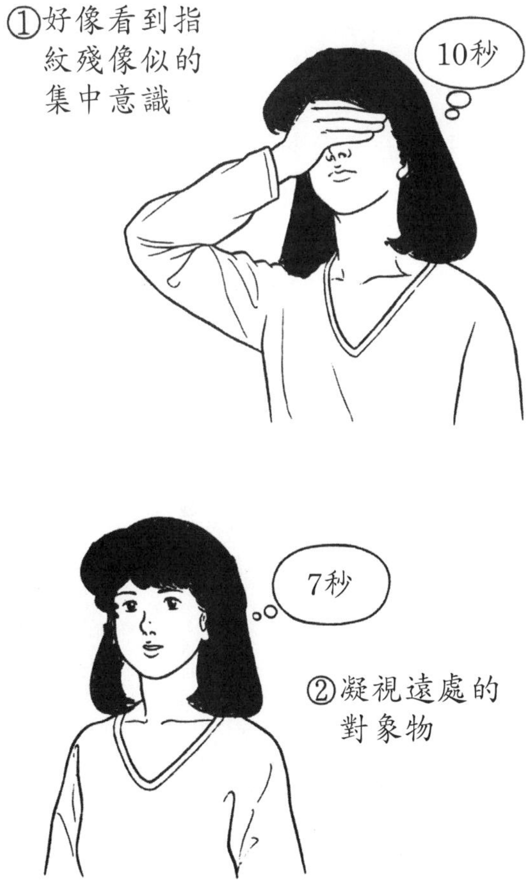

然後啪的鬆開雙手，吸氣，在心中從一默數到七，凝視前項當成目標的遠處對象物。——這時與先前所學會的方法相反，看近時數到十，看遠時數到七。——接著再啪的用手蓋住眼睛，在黑暗中默數到十，再鬆開手，看邊處數到七。這個「虹膜訓練」，一天要進行三十次。抵住丹田的左手拿著念珠數次數，較容易數清楚。

先前說明過，虹膜在明亮處會閉合，黑暗處會張開。這種開閉，可以下意識的加以訓練。一天進行三十次，再加上最初練習的「遠近訓練」進行三十次，二者合併一天共進行六十次。想像視力恢復時的理想狀態，將呼吸法和虹膜訓練一起進行，如此一來，六十次是很容易辦到的。

此外，可以在睡前仰躺進行「躺下冥想呼吸法」，假設進行四十次，再加上前述的六十次，加起來總計百次。實際上就是冥想呼吸法實踐的理想形態。持續一日百次，如虎添翼。

而這個「躺下冥想呼吸法」進行四十次時，可以想像除了視力問題之外的理想和希望。但對於想要恢復視力的人來說，這時最好想像自己恢復視力的姿態來進行呼吸法。

這個「虹膜訓練」，還有其他更簡便的方法。就是在眼睛疲勞時、在公司休息時間或在車上可以進行的方法。

首先，將臉朝向面光的方向，但因為閉上眼睛還是會感覺到明亮度，所以要用手遮住眼前的光，維持這個姿勢五秒鐘之後鬆開手。這時張開眼睛也可以，但光可能過於耀眼，因此閉著眼睛進行較為容易。這樣就能進行去除眼睛疲勞的虹膜訓練。藉著這個虹膜訓練，有助於恢復視力。

大多數人對於健康及美容具有強烈關心度，而積極地持續伸展運動，但卻不會去進行眼睛的訓練。若不進行眼球的肌肉訓練，肌肉會硬化。活動眼球不僅是為了保持視力，對於眼睛美容而言也非常重要。花一點時間，將眼球慢慢朝左右上下運動，並輕輕閉上眼睛，慢慢地轉動眼球，對眼睛較好。

視力不好的人，通常腸和腎臟等內臟也會出現問題，一定要治好。學會了冥想呼吸法，就容易接受來自潛在意識的靈感，接下來要學些什麼、要進行何種運動較好？自己也能逐漸看清正確的指標。

眼罩

眼罩是用於恢復視力的方便道具。前章所述之「遠近訓練」看清自己指紋的方法，也可利用眼罩來代替。想看近處時，可以看這個眼罩小孔的任何一個部位，如此便可將焦點聚合在小孔的邊緣。此外，使用眼罩，就無需用手蓋住眼睛，只要戴著眼罩就能夠看到遠處。

另外，進行「虹膜訓練」時，也可以用眼罩代替手。不可思議的是，眼罩中雖沒有透鏡，但是近視的人看電視，或字幕時，不必戴眼鏡也能看清字。對於老花眼的人來說，就像戴上老花眼鏡似的，能看清楚近距離的東西。既非常方便，又能去除眼睛的疲勞，的確具有使用的價值。

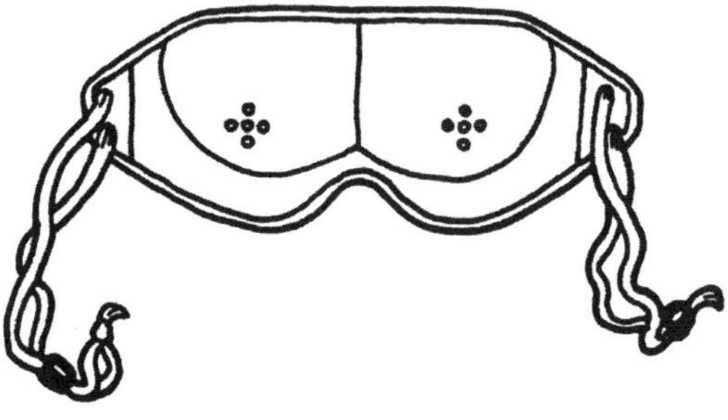

體質改善⑨ 淨化血液就能治好特應性疾病

最近過敏性體質及特應性體質的人數激增。擁有這些體質的人大都腸或腎臟有問題，如果不改善腸和腎臟的狀態，便無法根本上的改善體質。

改善腸狀態的最佳方法就是呼吸法。進行呼吸法，想像自己的身體保持理想健康體的狀態，不僅能促進腸功能活絡，同時也會自然地不想吃成為過敏原因的食物。

其次是關於腎臟的問題。過敏體質的人腎臟系統較弱，普通的人，無論誰吃了普通的東西都能自動淨化血液，但是腎臟較弱的人，僅僅一點點的毒素也無法分解，而會產生過敏症狀。

腎臟是容易承受壓力的器官，所以在有煩惱或擔心的事情時，便無法發揮正常的作用。如果不去除這些造成腎臟惡化的原因，則腎臟和過敏都無法治好。想要改善病因，建議各位採用冥想呼吸法來淨化血液。

造成過敏症狀出現的直接原因，就是阻塞的血液狀態不良所致。在我年輕時也曾經罹患過嚴重的特應性皮膚炎，所以我很了解這一點。將血液改變為好的狀態後，體質也會隨之改善，便不再出現過敏症狀了。

這是與血液有關的問題，過敏的人也容易受到水的影響。身體的七〇％為水，所以如果喝了品質不佳的水，或者是用品質不佳的水泡澡，過敏就永遠無法治好，因此必須充分考慮水質的問題。此外，也要注意水和食物的關係，描繪理想健康體的想像。

體質改善⑩ 對於失眠症有驚人效果

我建議罹患失眠症的人，可以在就寢前躺在床上進行「躺下冥想呼吸法」。失眠的原因百百種，歸納其原因，大都是因為工作、課業、情感或疾病等問題，無法解決而感到煩惱。這時由於興奮而血液直沖頭頂，所以出現晚上輾轉難眠、影響到白天的生活。

這時，只要將意識集中於呼吸，就可將煩惱的事情、討厭的事情全部忘掉，從這樣的執著中跳脫出來。因為人類無法同時集中心志於兩件事情上。

例如，現在自己正在進行呼吸法，就無法集中心志於其他事物上。同樣的躺在床上專心進行「躺下冥想呼吸法」時，就能從掛心的事情中解放出來，自然地熟睡。如果身體疲倦，就更容易辦到這一點。

失眠者進行冥想呼吸法，讓自己進行深沉睡眠，並自己對自己說，使身心放鬆，較容易進入睡眠。

對失眠症還有一個注意事項，那就是早上起床後會殘留疲倦感的人，睡眠較淺。像這些人大都喜歡喝較濃的綠茶、咖啡、紅茶類。而綠茶、紅茶、咖啡類含有豐富的咖啡因，會使交感神經活性化，具有清醒的作用。特別是在睡前喝濃茶或咖啡，更不容易入睡。

年輕時即使攝取很多的咖啡因，但因為腎臟和肝臟的機能良好，能夠迅速分解咖啡因，所以不會妨礙睡眠。但是隨著年齡的增長，腎臟和肝臟的機能會逐漸減弱，咖啡因的分解速度亦隨之遲緩。結果造成咖啡因刺激腦的一部份而持續了神經緊張狀態，便無法獲得深沉睡眠。

所以睡眠較淺、經常殘留不滿感的人，應該控制茶類的攝取量。儘可能一天不喝茶。如此一來，就能得到深眠或難以置信的熟睡了。

在此為各位介紹一下能代替茶類、安心飲用的飲料。像目前流行的麥茶、花草茶、紅花茶等都沒有問題。另外像薄荷茶、玫瑰茶、桔草茶、杜仲茶等也都可以。不過，烏龍茶中含有咖啡因，最好不要喝。

體質改善⑪ 治好便秘的呼吸法

便秘是一種症狀，對不同的人有不同的意義，通常是指排便次數少，糞便太硬或是太乾而排便不順或難以排出的狀況。

便秘時，只要藉著用力收縮丹田，持續進行呼吸法，就能早期消除便秘。當然，也必須重視食物的內容，值得慶幸的是只要持續進行呼吸法，就會自然討厭吃會造成便秘的東西了。

先前也說明過，配合自己的各種狀態，描繪想像自己的理想姿態，就能夠接收到來自潛在意識的靈感。而藉著這個靈感的誘導，在健康、美容、工作以及平時的飲食或飲水等各方面，都能夠自然朝向好的方向發展，當然也會產生好的結果。

但是，對冥想呼吸法感到懷疑的人，還是存在著。在此，我來解答這些懷疑人士的誤解。

無法實現的原因①　負面想像阻礙實現

有人提出問題說：「我每天冥想二十分鐘，描繪自己希望的想像，可是卻無法實現。」我建議這些人這樣做——當天除了冥想以外的時間，寫出自己所想到或感受到的事物。

在寫下之後再閱讀時，發現所寫下的事項大都是與自己所希望之事相反，是屬於負面的想法。也就是說，只有在冥想時會集中心志於希望的實踐，此時以外只會覺得「我做不到這一點」、「這件事對我來說太勉強了」，心情大都是朝向負面去發展的。

想要心想事成，就需要「正面思考的心靈能量」。而各位也知道能量不變的法則。我們心中的想法同樣會產生能量波動。

事實上，出現於我們面前的事物，就是我們平常所想，所感受到的「想法」實現。並非一天只花二、三十分鐘便能實現的想法。

所以要檢查一下自己平常究竟想些什麼，如果出現負面的「想法」時，必須立刻轉換為正面的想法。像「自己不行」或「太過於勉強」等等否定的想法——我將之稱為業障——出現時，不良狀態就會實現，這一點必須充分注意。

此外，有些人會發牢騷說：「我並不希望這件事情實現，為什麼這件事會實現呢？」

還有人說：「自己好無聊哦！」「為什麼我這麼不幸呢？」

事實上，如果你覺得自己不幸，就會不斷發生不幸的事情。如果你一直覺得好討厭啊！那麼就會一直發生討厭的事情。

如果你覺得困擾，那麼困擾的事情也會不斷的發生。心靈世界是波動的世界，會使得與自己心靈世界同樣波動的事物蜂擁而至。

所以，不論身處於任何逆境當中，都要有「接下來我要學些什麼？」「潛在意識所希望的事情，到了適當的時期一定會實現！」等積極的「想法」，這是非常重要的一點。

而最重要的就是「潛在意識所希望的事，在時機到達時一定會實現」，必須確信這個真理，然後安心地把一切交給潛在意識。

此時，因為消除了不安，就不會出現負面發想。在無意識中所想的事情便能成為能量。所想的一切會瞬間刻畫在意識當中，就如同打字機或錄影機一樣，留下相同的記錄。

這時，平常所想得最多之事便會實現，所以平常腦子裡究竟在想些什麼、究竟有些什麼感受，必須仔細的檢查，這種心態非常的重要。

無法實現的原因②　自我處罰妨礙實現

人類因為具有潛在意識的構造，因此「這件事情不是我所想要的」，諸如此類的事情實現時，真相其實是你自己平常無意識中所想事物的實現。

此外，因為人類有良心存在，所以藉著良心來裁決自己的行為或想法。這時會有一種自我處罰意識發揮作用。

由於人類有良心（也可以稱為真我），就會在無意識當中，自己處罰自己的罪，這個處罰會以疾病或受傷的形態表現出來。「自己過著這麼任性的生活方式，我當然會受罰……」，這種不安感會實現。

當出現不調和的事物時，即使能夠瞞過他人，也不能瞞騙自己，雖然表面上好像已經忘記了，但是自己的潛在意識知道自己的罪，「做了這些事情，我不可能得到幸福」「我當然會受傷」等等來自良心的耳語，在那兒譴責你。「犯了這些罪的我，如果不接受制裁，自己是無法得到幸福的」，當直覺了解到這一點時，這個直覺就會實現。

一些銀行搶案或是搶劫殺人事件，有時無法逮捕到犯人。但是這些犯人經常被追捕，自律神經會過於興奮，體調就變得不好了。此外，即使沒有受傷或體調的變化，心中也會經常產生焦躁感而無法安心。

有些人認為金錢萬能，而不擇手段去奪取金錢，反而會罹患疾病……。喪失了人性，執著於金錢而造成人類的怨念，最後也無法得到真正的幸福。

以前的人常說：「好人看起來像笨蛋。」但事實上並非如此。好人最後還是會獲勝的。也許當時看來似乎有所損失，但是在心靈的世界中，一定會得到最終的勝利。能夠得到真正的自我，利用真正的心靈過著人生，潛在意識必定會不斷給予使這個人得到幸福的必要條件。

無法實現的原因③　過去的牽絆影響實現

理想、希望無法實現時，就必須檢討自己所希望的內容與動機。一些來自私慾的願望或即使傷害他人也無妨的利己動機，當然不可能實現希望。假設希望即使實現了，其餘波也會對自己造成不良影響，而產生負面的危機，最後終歸無法得到幸福。

希望與理想必須是潛在意識所盼望的。潛在意識所盼望的事才可能實現。不僅對自己而言，即使對周圍的人來說，也一定會成為正面的形態。藉此沒有任何人會遭遇不幸。

想像的描繪，只要藉著執著與練習，就能夠達到技巧成熟。我自己為了淨化心靈而進行冥想之前，即使擁有許多願望，也會加以否定，或者是會有懷疑的心態出現，讓我感到很痛苦。因為長時間以來的體調不好，讓我在平常就培養了負面的發想，所以就算想要某些東西，也幾乎都不能夠實現。

於是，我在冥想中檢討這些雜念、妄念或否定的想法是從何而來的呢？結果潛在意識給予了我以下的回答。

從出生到現在為止，在我們的心中對自己所犯的罪，或心中的傷害，或不滿的心靈等，這些過去心中所牽絆的事情，都會成為一種負面的能量，在心靈中成為煙塵而籠罩了潛在意識。因此潛在意識深處的真我（**內在的神、良心、真正的自己**）不知道願望和想法。

相反的，想要進行冥想來看清自己的心靈時，在潛在意識下的無意識世界中，已經成為心靈煙塵的漩渦，會不斷將從出生到現在為止的想法、感受這些負面的能量，成為一種否定想念而浮上心中。

為什麼呢？因為在我們內心深處的真我，知道要實現人生中真我的想法和願望時，個人首先需要去除成為煙霧的負面能量。而當我們掌握能使心靈朝向內側（冥想或反省）的機會時，就知道心中有煙塵的存在。因此，當雜念或妄念、否定的想法出現時，並不是不好的事，而是自己長年積存在心中的負面能量。雖不能否認這些與自己無關，但是首要之務是對於自己曾經想過、感受過的錯誤、私慾之想法，必須由真我來發現並加以接受。

這個真我（內在的神）創造了淨化心靈的關鍵，我們必須深感慶幸。心靈淨化的行為，由一直維持私慾生存模式的自我意志並無法辦到，必須藉著真我慈愛作用才能夠辦到。

因此，擁有「想要淨化心靈」的想法時，就可以從真我（內在的神・宇宙意識）接受到深沉的慈愛。我們的意識世界是由表面意識、潛在意識與界於其二者之間的想念帶所構成。

心中的煙塵如果附在想念帶上，就像玻璃籠罩上一層雲霧一般，想念帶會變得霧濛濛的，所以來自潛在意識的靈感很難傳達到表面。如此一來，即使擁有理想和希望，心靈的一部份一定會加以否定。就算盼望希望實現，潛在意識的建議也無法傳達到表面，因為不知道實現的方法而無法實現。

如果真的希望實現願望，平常就必須努力淨化自己的心靈。

為了淨化心靈而進行冥想（內觀・止觀冥想、人際關係調和冥想）時，如果不先使心靈平靜下來，形成較容易接收來自潛在意識靈感的心靈狀態，便無法進行冥想。所以冥想呼吸法非常重要。

冥想呼吸法能使我們的心靈平靜，較容易接受來自潛在意識的靈感。同時也能夠逐漸讓我們知道成為自己心中雲霧的自我問題癥結。結果便能產生想要淨化心靈的慾望，會自動自發的形成一種「啊！這個問題要早點解決」的想法。

阻礙希望的要素或問題點，往往都是一個人所具有的缺點或性格面的弱點。如果能夠克服這些負面的要因，就能使希望儘早實現。

還有另一個問題點，就是先前所敘述的由過去所產生的麻煩後遺症及牽絆。現在所牽絆我們的過去負面要因，絕對必須淨化。過去心中的傷害、苦惱，可以在冥想中以理想的形態將其改正、淨化心靈，去除負面要因，才能使心靈淨化作用加速的進行。因此，建議各位要進行與冥想呼吸法平行的淨化冥想。

第五章

任何人都能達到 α 波的狀態

——只要花十分鐘，身體就能放鬆

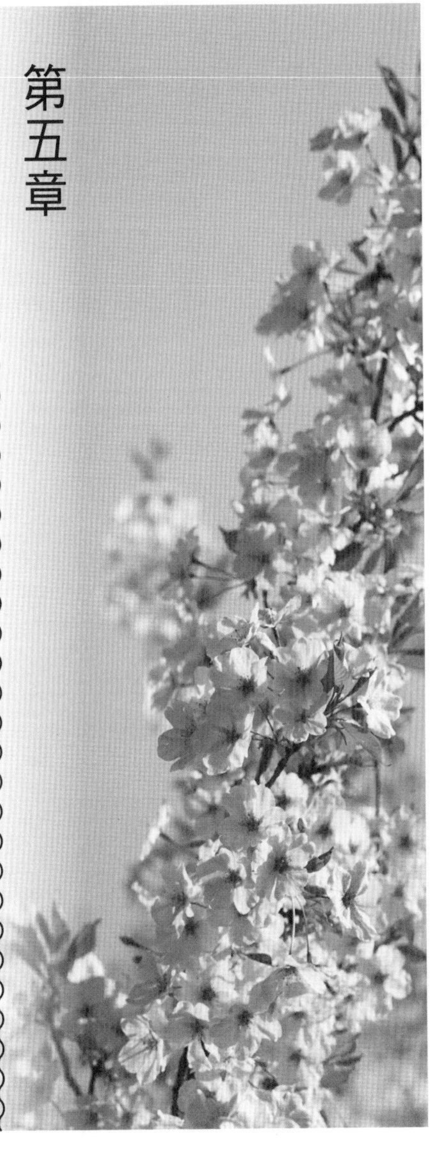

在通勤車上也能進行的「身心放鬆冥想法」

最後進入「身心放鬆冥想」。先前已經介紹了許多冥想呼吸法，現在再為各位介紹一下去除身體緊張的冥想法。這個冥想法的根源，在於幾千年前的瑜伽中便已出現。

德國的精神科醫師休爾茲（Jobannes Schultz）博士所創始的自我控制的身心鬆弛法，被介紹為自律訓練法，後來由日本的身心醫學世界堪稱第一人者的池見酉次郎博士，廣泛地對許多患者及一般人士施行。而我想將此與冥想搭配組合成「身心放鬆冥想法」，介紹給各位讀者。

只要具有某種程度的集中力，能夠描繪想像，則在任何地方都可以進行這種冥想法。

例如，在車上感到疲倦，頭腦茫然時，一邊冥想，一邊想像自己所希理的狀態。可以用正確的姿勢進行真正的冥想法，也可以用放鬆的姿勢來進行冥想，可以配合TOP分別使用。

「身心放鬆想法」，不論在車上或躺在床上都可以進行，只要想做就能增加實行冥想的機會和次數，並增加身心的放鬆度。

實際技巧篇① 「身心放鬆冥想法」的預備伸展運動

利用本書的文章進行「身心放鬆冥想法」訓練的人，可以按照文章內容慢慢累積訓練，就能夠體會到這種方法的訣竅。學會順序之後，只要閉上眼睛，就能讓自己投入「身心放鬆冥想法」的世界中。

①在進入冥想的世界之前，首先要除去肩膀和脖子的痠痛，使身體柔軟。

腰硬，背部無法挺起，這是因為老化所致。當老化現象出現在肉體時，腳底的肌肉就會收縮，致使腰無法挺直。因此，若想常保年輕的身體，必須時常挺直腰桿，挺直背骨。將雙肩由內側往外側持續反覆進行大繞環運動，使整個身體輕輕活動，伸展之後再進入冥想。

先前已經為各位說明過關於呼吸與自律神經的關係。當脊椎向前彎曲時，交感神經作用高漲；相反的，脊椎向後仰時，副交感神經功能提高。因此想要放鬆時，重複幾次「後仰」的姿勢，便能夠迅速消除疲勞。

當大家感覺疲勞時，通常會敲敲腰說：「啊！好累哦！」在無意識中輕輕的腰往後仰。

那是因為將身體往後仰會覺得輕鬆所致。為了不使疲勞堆積，應該積極養成將身體往後仰的習慣較好。

②其次，站立。

手插腰。手插腰時，腳稍微的張開。然後一邊吐氣，一邊慢慢後仰。不需勉強到快要倒下才停止，只要手插腰，一邊吐氣，一邊慢慢後仰。接著恢復原狀，再後仰一次。一邊吸氣、吐氣，慢慢的進行，重複三次。

③再其次為胸椎。

右手插腰，左手往上伸，吐氣，上身慢慢的往後仰。然後左手插腰，右手慢慢的往上伸，吐氣，上身往後仰。接著雙手上伸，直接往後仰也可以，或者是手插腰以後再往後仰。只要自己覺得舒服，可以選擇再作一次。先吸氣、吐氣，再後仰一次。總計為三次。

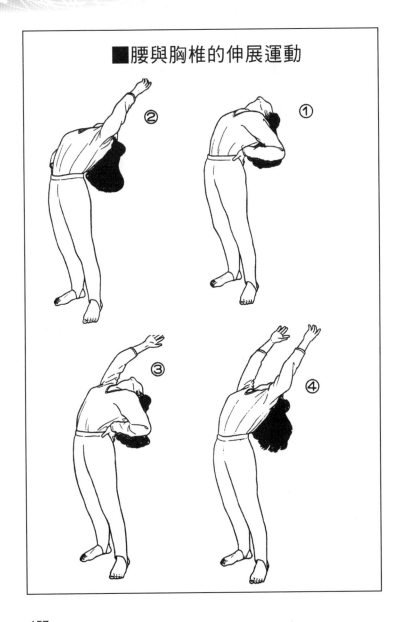

第五章 任何人都能達到α波的狀態

各位的雙手向上抬時，有些人可能無法後仰，這證明胸椎前傾現象非常嚴重。就如同駝背的人無法將背部後仰的道理一樣。對於辦不到的人來說，如果放任不管，可能就會在不知不覺中變成駝背。

在你成為真正的駝背之前，千萬不要怠忽腰與胸的伸展運動，這樣即不會駝背、又可以使體態永保青春。

現在再作一次。在進入冥想以前，脖子輕輕的作伸展運動，身體後伸，提高副交感神經的作用，較容易進入冥想。

自己嘗試過以後，也許你會發現自己的身體怎麼如此僵硬啊！如果平常不作伸展運動，隨著年齡增長，身體就會慢慢硬化。

實際技巧篇②「身心放鬆冥想法」之一

「身心放鬆冥想法」，是靠各位意識力控制自己肉體的方法。重點只有一個，只要注意我所說的話，以及注意自己身體的部位，自然會加深放鬆度。既然是放鬆冥想，所以身體採用悠閑的姿勢也可以。

仰躺在被子上進行，能夠得到更深層的放鬆，不習慣的人也許會睡著了，所以各位介紹的是坐在椅子上進行的方法。

①手輕鬆的置於大腿上，輕閉雙眼，大大的吐氣三次。

吐氣時要使用鼻和口。好像要去除全身緊張一般的吐氣，不要被外界的雜音干擾。人類不能夠同時想兩件事情，因此要注意自己的身體。

②接著，來到廣大的高原，想像自己站在廣大高原上的姿態。

只要想像就夠了。高原的天空一片湛藍，白雲飄蕩，周圍盛開著高原的季節花，白色、黃色、紅色、藍色的花朵繽紛盛開，微風輕拂，送來陣陣花香。

在悠閑的心情中，慢慢的對自己重複以下的話：

「心靈悠閑平靜，心靈悠閑平靜，感到非常爽快，整個身體自然放鬆，心情平靜。」

③其次，將注意力轉移到自己的整個右臂上。

右臂是指右側的肩、手肘、手指。接著在心中默默念著以下的話：

「心情平靜了！右臂好溫暖啊！好溫暖、好溫暖，右臂慢慢的放鬆了，真是溫暖啊！」

當放鬆更深時，原本因為緊張而受到壓迫的血管會鬆弛，血液循環增大，結果真的會感覺溫暖。

所以，不必勉強自己感覺溫暖，只要擁有集中力，身體終究會感覺到溫暖。只要持續注意自己的右臂，重複這些話就夠了。

「心情平靜，右臂溫暖、溫暖，非常溫暖，右臂放鬆了，非常溫暖。」

④接著，將注意力由右臂移到整個左臂。

左臂是指左側肩膀到手肘、指尖為止的整條手臂。

「心情放鬆、平靜，右臂溫暖，左臂也溫暖、溫暖、非帶溫暖，左臂放鬆，非常溫暖！」

重複溫暖這兩個字，以及將注意力放在身體的部位上。

「心情平靜，雙臂溫暖、溫暖、非常溫暖，雙臂放鬆，非常溫暖！」

⑤再由手臂移到腳，將注意力全部集中在右腳上。

右腳是指右側大腿、膝、小腿肚到腳底等部位。

「心情平靜，雙臂溫暖，右腳溫暖、溫暖、非常溫暖，雙臂和右腳放鬆，非常溫暖！」

⑥接著將注意力集中在整個左腳上。

左腳是指左側大腿、膝、小腿肚、腳底等。

「心情平靜，雙臂和右腳溫暖，左腳溫暖、溫暖、非常溫暖，雙臂和雙腳放鬆，非常溫暖！心情平解，雙臂和雙腳溫暖、溫暖、非常溫暖，雙臂和雙腳放鬆，非常溫暖！」

⑦然後將注意力移到整個腹部。

腹部好像抵住熱水袋似的非常溫暖，這就好像曬著春天的陽光一般，感到非常舒服。腹部能夠感受到這種感覺。

昔日有所謂「頭寒足熱」的說法，健康的人放鬆度加深，不但雙臂、雙足溫暖，腹部也會出現溫暖的現象。因此，健康體的證明就是雙臂、雙腳及腹部在放鬆時會感到溫暖。

體溫上升二~三度，強化內臟機能

假設體調不良，手腳冰冷時，實行這個冥想法，一定能變得溫暖。因為這個冥想法是使用自己的意識力支配、訓練神經系統。

其證明即為經由前述經驗各位所能了解到的，利用意識力想要得到溫暖時，就真的能使身體變得溫暖。距今數千年前，瑜伽的世界認為人類可以支配自己的自律神經，而使用這種訓練法。

前曾說明，人類的神經、組織、細胞無法區分現實與想像，因此重複說「溫暖」這個詞時，就真的會感覺到溫暖。事實上用溫度計來測量時，發現體溫上升了二到三度。

由於副交感神經功能提高，腹部溫暖的結果，也同時增進了內臟機能。因此，有助於因腹部發冷而內臟有問題的人或疾病患者恢復健康。

雙手、雙腳、腹部溫暖的狀態，對我們的身體而言，是達到最佳放鬆狀態的訊號。靠自己的意識力，就能夠製作這種放鬆度加深狀態。到底能不能辦到？問題就在於集中力。

如果有其他想法出現時，趕緊將它拂開。只要注意我所說的話及身體的部位，就能夠加深放鬆度。

實際技術篇③「身心放鬆冥想法」之二

⑧其次，反覆說以下的話：

「心情平靜，雙臂、雙腳溫暖，腹部溫暖、溫暖、非常溫暖，腹部非常溫暖！」

「心情平靜，雙臂、雙腳溫暖，腹部溫暖、溫暖、非常溫暖，腹部非常溫暖！」

接著自己進行練習吧！在自己的心中靜靜說一次「腹部溫暖、溫暖、非常溫暖」，總共慢慢的說七次。

現在處於最佳的放鬆狀態中，是自己最希望的狀態，想像自己達到這種理想時喜悅的姿態，深深刻劃在潛意識中的情景。

在放鬆時，腦波為α波的狀態。這時想像自己的希望和理想，就能夠進入潛在意識的深處。是將其輸入潛在意識到絕佳機會。想像自己此時此刻覺得最幸福的情景，並加以描繪。

⑨接著在每次數數的時候，想像體內充滿著宇宙的生命能量，宇宙的氣大量進入體內。

一、二、三……雙手、雙腳有宇宙氣、陽光的進入；四、五、六……宇宙氣、光的能量大量從胸進到心窩、腹部；七、八、九……宇宙氣、生命能量大量進入雙肩到背部、腰、臀部；數到十時睜開眼睛。

⑩然後大大的吸氣，握緊雙手。

在吸氣時肩膀上抬。彎曲手，暫時停止呼吸，呼！的吐氣。好！再來一次，握手，手肘也彎曲，肩膀用力，呼！的將氣吐盡。好！再來一次，重複作同樣的動作。

十分鐘的冥想相當於二小時的午睡

然後睜張眼睛。一旦進入深沉冥想狀態，感覺時間也縮短了。此外，進入冥想狀態時，也會感到如睡著一般，但是卻有意識。

無法真正睡著的原因是聽到我的聲音。進入深沉冥想狀態時，腦波出現許多α波，就會形成這種狀態。

初次體驗的人，不知道自己是否進入了冥想，但是覺得很舒服，感覺到自己的存在，感覺只有意識飄浮在空中。

這就是腦波受到α波支配的證明，持續這種α波狀態時，潛在意識就會旺盛地發揮作用。

平常想要對自己的煩惱得到解答時，可以秉持問題意識進入冥想。在α波狀態時，潛在意識就會送來答案，能夠使你靈光剎現。事實上，潛在意識經常對我們送出靈感，平常因為我們的腦波紊亂出現γ波或β波，所以意識無法掌握。只有在α波狀態時才能夠接收到正確的靈感。

即使進行一次無法得到回答，但是重複進行好幾次冥想，最後就會出現靈光剎現的感覺。所以不要放棄，最重要的就是要多進行幾次。

在此，必須注意的重點，就是在進入冥想時，擁有問題意識，並無關緊要，可是不要一邊冥想，一邊在那兒仔細考慮煩惱或是解決的方法。越考慮越會緊張，就無法進入α波的狀態了。

最初要以放鬆來進入冥想狀態，這是先決條件。而進入α波狀態時，突然會想到「啊！這個問題……」，較容易產生答案。經由這些方法論、累積一些經驗以後，漸漸就會想到「啊！可以這麼做呀……」「這麼做較容易接受靈感」，就知道這個好處。

這個「放鬆冥想」，對於消除疲勞非常有效。學會之後，當在火車上無法成眠時，或搭乘飛機感覺疲勞時，隨時隨地都能夠進行，非常方便。假使今天晚上因為工作而睡眠時間有限，只要作十分到十五分鐘的「放鬆冥想」（**坐著進行也可以，但以仰躺進行最為輕鬆**）就可以了。只要作得好，就能完全進入放鬆狀態。效果相當於二小時的午睡，容易消除疲勞。

清除疲勞最有效的方法就是放鬆，從中解放緊張的身心。因此，不要只是躺在那兒，一邊躺著，一邊進行「放鬆冥想」，更能迅速消除疲勞。雖然疲勞，卻有工作要繼續做時，可以利用鬧鐘，花個十～十五分鐘進行「放鬆冥想」，就能夠消除疲勞，再回到工作上更能提升工作的效率。

只要巧妙的使用「放鬆冥想」，對今後的的生活將會有很大的幫助。

第六章

使你心想事成的理由

——獻給「不相信」的人

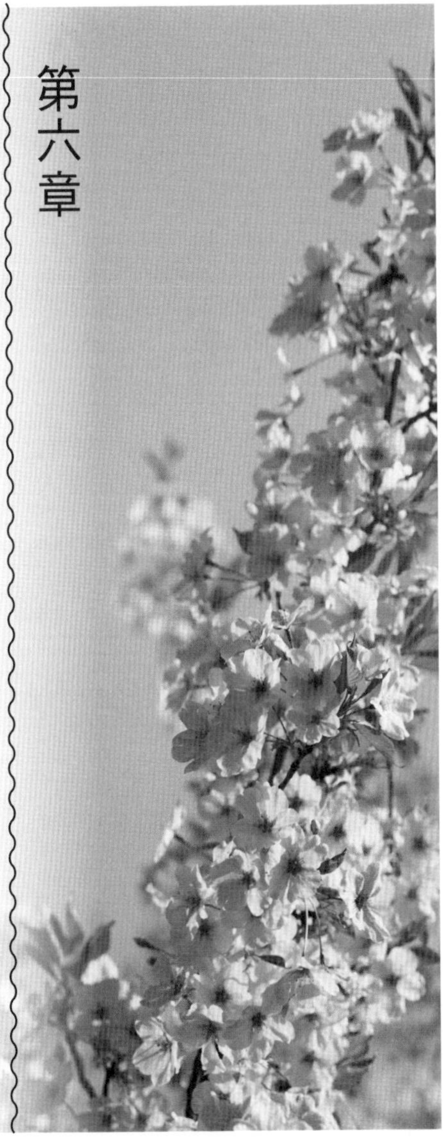

所有人的願望都能實現？真是很奇怪！

Q 利用冥想呼吸法能夠實現願望和想法，但是真的任何人都能得到幸運嗎？為什麼有些想當警官的人，可能無法通過錄用考試呢？因為考慮到這些現狀，雖然自己擁有許多願望，但還是會感到不安。

A 當然，接受考試並非所有人都能合格，也有些人會落榜。但是什麼人會上榜呢？就是那些對此職業打從心底具有強烈願望，擁有「絕對會上榜」堅定信念的人。

相反的，「也許不會被錄用吧！」「我不行啦！」內心充滿這些不安、不信任想法的人，或者是表面上想要合格，但潛在意識卻加以否定的人，就會落榜。

更具體而言，必須繼承父母的工作，因此而無可奈何的選擇考試之路，或者是看到世間的榮華富貴、對於成功者深感羨慕，而選擇工作，並非發自於內心的真正選擇。

這時，在無意識當中會感覺到「自己覺得從事這個工作，沒有人生的意義」。

而隱藏在個人英明之後的潛在意識，知道對自己而言最好的工作是什麼，所以會產生抵抗的表現而下達命令「要選擇其他的工作」。

在這種狀況下，當然會落榜。或者是抱持著「只能做這個工作，只好來試試看」的想法，當然不可能會合格。

所以我一再重申，一定要看清楚「自己真正要求的是什麼」，深思熟慮是非常重要的關鍵。

可是假使到任何地方考試都無法被錄取，就是自己的努力不足所致，一定要盡全力以赴。

當你知道自己真正想做什麼的答案之時，在你覺得「就是這個！」的時候，則必然會朝向這條大路前進。

因此，如何選擇真正該走的路，才是最首要的重點。

希望的實現是否僅限於一部份的人呢？

Q 希望的實現是否僅限於一部份的人呢？

A 這個疑問看似理所當然，但是希望的實現與否，全賴自己的想法、想念能量的質與量來決定。

因此，持續擁有理想與希望想法的人，希望就會陸續實現，而如果無法持續「想法」或持續擁有信念，便無法實現希望。此外，如果無法明確知道自己的潛在意識究竟要求什麼？希望也無法實現。

但是不要放棄。如果潛在意識真的希望時，就能百分之百實現。要創造一個能夠接受潛在意識傳來靈感的自己，聆聽心靈深處的聲音非常重要。假使能徹底做到這一點，就能夠開闢一條適合自己未來的前進道路。

因此，在自己心中過去所煩惱的人際關係苦惱、心中的牽絆，必須一一加以清算。如果牽絆內心的問題一直殘留著，心靈就會覆蓋煙塵，潛在意識也無法發揮作用。

當心中產生迷惘，而無法從心中找出「就是這個！」的真正解決方案時，最好進行呼吸法以及淨化的冥想。

我十年來一直教導自我實現冥想法，那些持續平行進行冥想呼吸法與心的淨化法者，幾乎沒有人不會實現真正的希望。

理想的想像數是複數也可以嗎？

Q　進行冥想呼吸法時所描繪的理想，是不是僅限於一種形態，或者是可以擁有數種形態呢？

A　這是一般人經常問的問題。當剛開始時，這個也想做、那個也想做，但如果任何一個都無法實現，就無法產生自信。

所以，一開始就要決定「健康體」或「恢復視力」等任何一項，在得到效果之前，只將焦點集中於一項願望上。等到技巧成熟到某種程度之後，便可以擁有二種想像，然後增加到三種、四種。

如本文中所敘述的，一到二年內，有些人的一百項願望都實現了。只要技巧成熟，明確的描繪出一～二次的想像。假使潛在意識真正希望願望達成，短時間內就能實現願望。

一旦有一個願望已經實現並產生自信的時候，就可以增加為二項、三項。而缺乏自信時，因為無法實現，就必須要循序漸進，持續施行。

因為牙齒咬合不良感到非常困擾，有沒有好方法呢？

Q 最近牙齒咬合不良，晚上經常會磨牙，早起時下顎疼痛，有沒有矯正牙齒咬合的方法呢？

A 關於牙齒咬合的問題，一定要和牙科醫生商量。因為牙齒咬合的問題可能與頸椎、脊椎、骨盆歪斜的有關，以整體關係而言，應該檢查身體的歪斜。

此外，最重要的是，在冥想中想像牙齒咬合良好的姿態，同時也可以捫心自問牙齒咬合不良的原因，從中得到解答，即能從牙齒咬合的問題中解放出來。

該如何治療骨骼的歪斜呢？

Q 以前曾經從樓梯上跌下來，造成骨骼歪斜，想要治好歪斜的骨骼，是否應該進行冥想呼吸法及其他的體操或瑜伽呢？

A 你的骨骼曾經從樓梯上摔下來而歪斜，我們的身體組織具有意識，本來骨骼是會回到正確的位置，故因為某種原因而歪斜時，就能夠治療歪斜。

擔心脊椎時，雙腳併攏站立，上半身朝左右交互扭轉。難以扭轉的一側，就是有歪斜現象出現之處，可以將重點置於不容易扭轉的一側，反覆扭轉，就能夠治好歪斜。

此外，左右手在背後上下交疊互握的刺槐姿勢，左右交互進行，如果左右任何一邊有感到痛苦，無法好好的握手時，大都表示背骨或肩胛骨歪斜。

這時要藉著練習達到左右都能握手的修正狀態，就能夠有效治療背骨或肩胛骨的歪斜。

側腹的肌肉往往會在左右任何一邊產生萎縮。只要挺直上身朝正側面左右倒，而這時左右任何一邊出現出現難以倒下的一側，這就表示相反側的肌肉萎縮。也就是說，不容易倒向左側，即表示側腹的右側肌肉萎縮。

這時，只要使萎縮側的肌肉漸漸放鬆，背骨便能恢復到原先的位置。所以靠自己的力量調整自己的脊椎到某種程度。

當肌肉僵硬時，則是使用骨骼和肌肉的運動或姿勢不良。

持續進行瑜伽姿勢或伸展運動，能夠放鬆硬骨和肌肉，使其柔軟。不斷地伸展僵硬部份，就能使身體取得平衡，骨骼較容易恢復原先的位置。最重要的就是要擁有去除自己身體的歪斜、恢復健康體的想像。

因此，可以看著解剖圖中的人體骨骼圖，瞭解目前歪斜骨骼部位的正確形狀，然後再進行想像較好。

兒童夜啼令人非常困擾，有沒有解決的好方法呢？

Q 小學四年級的男孩，晚上睡覺時會突然哇哇大哭。要使他平靜下來需花費很長的時間。可否藉著呼吸法治好呢？請給我指點。

A 經常夜啼或半夜害怕的孩子，其理由是因為兒童與大人比較起來，兒童是屬於靈感應性較佳的體質所致。

因為半夜看到某種靈，或是看不到靈卻感覺到靈的存在，因此而感到害怕的孩子不少。但是因為還是孩子，所以無法巧妙表達心中的想法。

可以詢問孩子到底看到了什麼？或者是到底害怕些什麼？

但是也許不僅是孩子的問題，也可能是你家中的人吸引了迷惘的靈而造成的現象。

原本靈並不想威脅你的家人，只是自己感到迷惘，不知該如何是好，所以會讓能看到靈的人知道自己的存在，目的是為了求救。

最重要的解決辦法，是建立一個不會使迷惘靈靠近的家庭。如果現在你的家中有迷惘靈光臨，其原因可能在於你或丈夫或其他家中，有人有負面思想的波動，才會吸引這些靈靠近。

如果家中氣氛和樂融融，沒有任何不滿，這時，即使你家人或者是居住的住家有迷惘靈存在，這些靈也會因為和你家的波動不合而逃之夭夭。因為迷惘靈不喜歡明朗、調和的場所。

如何去除靈的現象或趕走惡靈？

Q 即使是大人，也有人會看見靈的現象或被惡靈附身，應該如何處理，才能免於受害或遭受煩惱呢？

A 以前在我進行內觀冥想或止觀冥想時，將焦點集中於已經死去的人，結果感覺到附近有東西存在。例如想到死去的祖母時，就真的感覺祖母就在眼前。

當我為了淨化心靈而開始冥想的初期，心中籠罩著許多無法處理的煙塵，因此，經常感受到迷惘靈在身邊。

這時，我會在心中對靈說道：「一起淨化心靈吧！」於是靈就能夠領悟而到天國去。所以我能夠感覺到它會和我一起進行內觀。

太過於害怕靈，對靈而言也不好。而你自己同時受到恐懼的威脅，一直被靈追趕。

你可以藉著呼吸法趕走你所擔心的惡靈。的確有些人會被惡靈附身，但呼吸卻能有效地驅除惡靈。配合呼吸法想像光的樣子，就能夠驅離靈。因為靈喜歡黑暗的地方，不喜歡光明。

悲傷、痛苦或悔恨等憂鬱的波動出現時，惡靈便容易出現。如果在半夜出現，可以對說它說：「一起進行呼吸法吧！」當你開始進行呼吸法時，它便會逃之夭夭。

平常擁有強烈的恐懼心，或者是性格上非常容易擔心、擁有負面想法的人，其負面波動就容易吸引迷惘靈的接近，這些靈容易出現。

在睡前進行呼吸法，使得心情平靜，就能得到安眠而不會受到靈的困擾。

請告知蘋果減肥法

Q 我想知道蘋果減肥法的基本知識。此外，小學生也可以施行嗎？我想和就讀小學六年級的女兒一起進行，可以嗎？

A 蘋果減肥法在美國是由偉大的超能力者、已故的艾德加凱西所提倡的方法，而在日本我所推廣的是「三天內可以隨意吃蘋果」的減肥方法。

蘋果有將毒素排出體外、淨化血液的作用，結果就能減去多餘的體重，並能改善體質。

減肥期間以三天為原則，在第三天晚上可以服用一～二大匙促進排便的橄欖油。結束減肥的第四天，可以從粥或豆腐等刺激較少的食物開始，共花費三天的時間，恢復到正常的飲食。

初學者不需要利用三天，只排入一～二天的課程也無妨。很多人在三天內就能減輕三～四公斤的體重，更有些人減輕了五公斤的體重。

蘋果減肥法必須配合體調，一～二個月進行一次，定期的進行，就能維持苗條健康的身體。

不僅可以減肥，也能夠改善體質，因此可謂為適合時代潮流的減肥法。

三天蘋果減肥法，請參考以下敘述：

一、連續三天只吃蘋果，不吃其他水果和食物。

二、按三餐的時間吃蘋果，或是肚子餓了就吃，吃飽為止。

三、蘋果儘量挑選紅蘋果。

四、為避免農藥殘存，蘋果要吃新鮮的，而且要洗淨削皮。

五、在這三天內，如果口渴，可以喝開水或沒有刺激性的茶水，例如魚腥草茶、麥茶、紅花茶、薄荷茶等。

小學生也可以進行蘋果減肥，但因為正在成長期，所以不要一次進行三天，只要每週持續進行一次即可，例如每週日進行蘋果減肥。

如果是大人，三天不吃無關緊要，但是對於成長期的兒童而言，三天不吃會導致營養偏差。

蘋果減肥，什麼種類的蘋果都可以，最好選擇蘋果盛產的秋冬時期，便可以吃新鮮美味的蘋果來減肥。

蜂蜜減肥法的瘦身效果如何？

Q 蜂蜜減肥是劃時代的瘦身美容法，廣受好評，請簡單明瞭的説明其原理與效果。

A 利用蜂蜜減肥法，成功地在二到三日內瘦到三到六公斤的人相當多，體重減輕了。無論使用哪一種蜂蜜都可以，但是一定要選擇純粹自然的蜂蜜。

其次是蜂蜜的量和服用法。一天服用的量大約是一百五十公克到三百公克左右，通常為普通杯子的半杯到一杯左右。假使服用一百五十公克會覺得肚子餓而無法忍受的人，可以服用三百公克。

蜂蜜可以直接舔食或沖泡麥茶來喝，或者是溶入熱開水或花草茶中飲用，而且蜂蜜和茶的味道可根據個人口味選擇，只要肚子餓時就可以飲用。

蜂蜜減肥法期間為三天，每天早、午、晚三餐均用蜂蜜茶代替，這期間除了蜂蜜以外不攝取其他任何食品。

在這段減肥期間，不會因為空腹感而覺得痛苦。這是因為人類感受空腹感時，血糖值會下降，但蜂蜜具有良好的血糖調節作用，因此，只要一服用蜂蜜，就能立刻順暢調節血糖值的狀態，便不會產生空腹感。所以能夠進行日常的工作，是比較輕鬆的減肥法。

蜂蜜對於便秘有效。蜂蜜成分中的脂肪酸能使得腸蠕動運動活性化，當腸開始旺盛的活動時，宿便就不會積存在腸中而能夠排泄掉。

便秘症嚴重的人，在實行蜂蜜減肥法時，不會排便。但是定期持續，漸漸就能痊癒。

改善體質的減肥法為何？

Q 蜂蜜減肥與蘋果減肥都只有減肥效果，到底是具有何種效果呢？

A 我所建議的減肥法，並不僅是以減肥為目的而已，其實主要目的是改善體質。

建議採用蘋果和蜂蜜減肥的理由，就是蘋果和蜂蜜是有助於改善體質的食物。因此，蘋果減肥和蜂蜜減肥不只能減輕體重，同時也建議太瘦的人採用這種方法。

胃腸較弱者持續其中的任何一個方法，使胃腸暫時休息，便能促使胃腸活性化。對於肝臟、腎臟等其他內臟器官，也具有同樣的效用。

此外，減肥能夠提高呼吸法或冥想的效果。因為在減肥中肚子餓了，吐氣時較容易收縮腹部，而吸氣時氣的能量也容易大量進入體內，所以體調順暢。肚子餓具有容易進入深沉冥想的優點。

宿醉嚴重的人，尤其以採用蜂蜜減肥法為佳。喜歡喝酒的人，隨著年齡增長而肝臟漸漸受損。

蜂蜜中含有膽鹼（Choline），膽鹼乃維他命之一，是一種人類的必需營養素，是構成細胞膜的重要成分，也是人體合成甘胺酸的原料之一，它具有促進肝臟功能的成分。因此，肝臟較弱或飲酒過度的人，最好定期實行蜂蜜減肥法。

因慢性便秘感到煩惱有沒有治療方法呢？

Q 我因長年便秘而感到困擾。此外，因為便秘的緣故，腹部經常積存廢氣，會放屁，感到很難為情，請問有沒有治療方法呢？

A 請安心吧！呼吸法對於便秘的效果，會明顯的出現。其他的注意事項則是要好好的攝取小魚、海藻及以蔬菜為主的飲食，每餐只吃八分飽，不要吃得太多。尤其是便秘症的人，會以為吃得越多胃腸越會受到壓迫，則容易排便，其實這是誤解。

常常吃得太飽，會導致胃腸疲累，不容易引起蠕動，反而會促進便秘狀態。因此吃八分飽，吃得較少，使腸維持容易活動的狀態，才能使得排便順暢。

對付頑固的便秘，也可以使用蘋果減肥法。但是，我最近所提倡的「三天內的蜂蜜減肥法」，是比較好的方法。三天內拒絕飲食，只攝取蜂蜜，能夠使腸蠕動活性化，有效的消除便秘。

體內的臟器或器官、細胞，各自具有不同的意識。胃、腸、肝臟等身體的器官，會側耳傾聽我們的話。

我曾有一陣子腸非常差，於是在進行放鬆冥想和其他冥想之後，對我的腸說話，我用手抵住腹部然後說：「我的腸神經組織細胞們——」

「以往錯誤的飲食生活對你們造成了困擾，今後我不會再使壓力積存，也會開始過著對腸無負擔的飲食生活，請你們也多加努力吧！」這時腸好像回答我似的，咕嚕咕嚕地開始活動了。

當時我的腸為麻痺性腸，若不使用瀉藥就完全無法活動，但是卻在這番話語的鼓勵下漸漸活性化。像這樣對腸說話，改善飲食生活並配合心靈的淨化，漸漸地，就將便秘治好了。

是否能利用冥想呼吸法作自我診斷呢？

Q 我能夠了解利用冥想呼吸法可以治療疾病。但是在發病前，可否用來檢查自己的身體或加以預防呢？

A 不管是誰都能某種程度的診察自己體調或預防疾病。我們身體的眼睛、手腳、腸或肝臟都具有意識，因此，我們的話或意識也會傳達到身體的各器官、神經或細胞。

例如，在學習「放鬆冥想法」的實際技巧時，大家只要靠意識就能體會到手腳發熱的經驗，當這個冥想法的焦點更深入時，就可能將意識的焦點集中在任何一個內臟上。

只要集中意識對腸或腎臟的狀況加以診斷，就能夠感覺左右兩個腎臟中任何一個，可能有疲憊的現象出現。

這時你就說：「腎臟啊！腎臟啊！請你恢復原有的機能。」以祈禱的心，用手抵住腎臟對它說話，腎臟也會產生反應。

必須找出腎臟不良的原因，並將之去除，這才是避免腎臟機能減退的預防法。

要體貼身體的每一個器官，要好好的和它們說話，將手輕貼於患部，讓它們傾聽你的話語吧！

眼睛不好的人是由於過度使用眼睛，而導致視力障礙。因此，可以就「我的眼睛神經、組織、細胞啊！今天疲勞了一天，你們真的很累了！」抱持感謝之心對它們說「明天我儘可能不要增加眼睛的負擔，希望你還是繼續發揮正常的作用」，要對它們如是說。

只會浮現刀刃等不良的想像

Q 平常我經常會浮現出被刀刃割傷的想像。為什麼會浮現這些不好的想像？如何改善這種習慣呢？

A 對於只會浮現不好想像的人，通常都由於想處罰自己的心理作祟。

過去認為「自己做了壞事」，或是無意識當中傷害過別人，或是曾對別人造成困擾，如果長時間不處置這些問題，放任不管的話，就會形成一種不好的想像，成為一種自我處罰。

例如，在孩提時代的爭吵，打得對方倒在地上起不來，而對方當時的怨恨、悲傷，深深刻劃在你的腦海之中，這時此人的心靈波動會全數投向對他造成危害者身上。

此時要在冥想中不斷探索受傷的理由，在冥想中向對方道歉，不斷地為自己過去的行為自責、進行修正。也就是不斷的修正為原本希望的形態。

這時便能浮現出與對方圓滿和解的想像，以前的負面想像便會消失而不會再繼續危害你了。

這種過去行為的修正方法，詳細情形請參照內觀冥想、止觀冥想、人際關係調和冥想加以實踐。

相反的，有時原因在於自己心靈的傷害。受傷的記憶一直殘留著，成為負面的想念，對於精神和身體都造成不良影響。而因為你也一直允許自己受傷害，使得傷害的根一直殘留下來。此外，也許有些人無意識中會「我絕不能原諒那個人」，一直怨恨著對方。

這種被害者意識會成為負面想像，結果損害自己。這時只好在冥想法中加以和解、修正。

上司和同事的惡作劇，有沒有解決方法呢？

Q 上司和同事經常會對我惡作劇。為什麼我一定要受欺負呢？如果知道理由，我自己能夠改，但卻不知道理由，有沒有解決的辦法呢？

A 人與人之間的麻煩，不可能會毫無原因突然發生。一定是相關的任何一方有某種原因，才會因為波動一致而發生衝突。

因此，要經常進行反省冥想，「啊！原來自己平常在無意識中，做出了不好的態度」，或「哦！原來自己說了這些話而令對方感到不舒服」，一定會想要找出一些原因。

但是，有時也會出現你所說的「自己並沒有對別人做什麼壞事，卻遭受嚴厲的指責，自己怎麼也想不出原因來」，可能會有如上的情形出現。

事實上，我過去也曾發生類似事件。但是持續進行淨化心靈的冥想法以後，我就可以知道原因了。

過去自己和別人一樣，也曾經對他人惡作劇。也就是說，只是加害者和被害者角色互換而已。

由此可知，人生就是由作用、反作用，原因、結果所構成的。

即使在現世沒有犯罪，卻可能在前世做了些什麼，而今生必須要補償。所以換個想法吧！你可以將之視為改正過錯的機會。

而你的潛在意識可能就在訴說：「你有這種傾向或負面的想法哦！如果不處理，就無法得到幸福哦！」

以此為關鍵進行淨化心靈的冥想，就能夠得到飛躍的成功。

經常吃得太多，有沒有控制的方法呢？

Q 據說「吃八分飽是健康、長壽的秘訣」，但吃是人生的一大樂事，所以我無法加以控制，能否藉著冥想呼吸來加以控制呢？

A 可以的。俗語說「吃八分飽，不必看醫生；吃六分飽，不會生病」。雖說是吃八分飽，但因人而異的分量各有不同，總之八分飽的狀態絕非滿腹狀態，而是吃了以後還想再吃的狀態。這句話的意思，是為了預防因吃得太飽而導致消化不良或肥胖體出現。

雖然知道要吃八分飽，但想抑制旺盛的食慾，非常痛苦，有時會受不了誘惑而在中途遭受挫折。

但還是有好方法。就是在吃飯前進行冥想呼吸法。在冥想中，想像自己是健康體，非常有效。

某位男士以前吃得很快，一餐要吃三碗飯，才覺得吃飽，自從進行冥想呼吸法以後，只要一碗半就足夠了。

進行冥想呼吸法後，只要藉著適量食物，就能充分滿足食慾，不想再吃了。當然對健康狀態也非常好。

在此必須注意的是，吃得太快的人與慢慢吃飯的相比，食量太多。慢慢吃飯的人充分咀嚼食物，唾液的分泌和胃的作用能漸漸與食物對應，而得到適可而止的滿腹感。吃得太快的人，則根本忽略滿腹感的有無，一味將大量的食物塞入胃袋中，胃根本無暇發出已經吃飽的訊息，因為胃囊中不斷有食物進入，當然會過量。

因此，進行冥想呼吸法，養成充分咀嚼進食的習慣，就不會變成大胃王了。飲食是人生的樂趣之一，但別忘記人生並非只為了飲食而生存。

因為壓力積存而吃東西想吐，令人困擾

Q 由於和婆婆的關係而壓力積存，而且孩子的考試成績不好，導致我經常吃得太飽，甚至吃到想吐，吐了以後再吃。我因為這種亂七八糟的食慾而感

到非常困擾，可不可以用呼吸法治好這種習慣呢？

A 關於過食症的問題，有些人都是在家人睡著以後，才將冰箱裡的東西全部吃掉，或者把碗櫃裡的飯全部吃掉，或者把零食全部吃掉。而這些主婦似乎不這麼做就覺得很不舒服，可以算是一種心病。

其動機是飢餓感，但並非胃的飢餓感，而是心靈的飢餓感。由於人類心靈無法滿足，因此藉著塞滿胃袋來補償。

因為對現狀感到不滿，或者是缺乏生存的意義，或者不受人喜愛等負面的想法長久持續下去，就會沉溺在滿足食慾本能的樂趣，而變得無所限制。相反的，「心中充滿幸福感而吃不下」，這種表現就說明為什麼新婚幸福的新娘很少大吃大喝。

只要心靈得到滿足，並攝取必須量的食物就夠了。因為是心靈的問題，所以要藉著冥想呼吸法使心靈平靜下來。

同時要提高自己目前能夠感受幸福的能力，在一些視為理所當然的事情中，也能夠感受到幸福，自然心靈便能得到滿足。如此一來，異常食慾就會自然消失。此外，也能淨化過去心靈的羈絆，有助於過食症的治療。

一開始就有否定的想法，該怎麼辦才好呢？

Q 從小時候起，我的願望在實行之前就會碰到倒楣的事情，而遭受挫折。或是相反的，當我想放棄時，別人會認為我不應該為一點小事而放棄，覺得我很愚蠢。由於這樣的背景，因此，想到一些好事我便會害怕，一開始就會擁有否定想法。雖然我努力想改掉這種壞習慣，但是不知道是否有其他需注意的事項。

A 擁有願望時，會合併產生恐懼感，這是導致不幸的原因。當你「絕對想要變成這個樣子」時，又經常懷疑「會不會太過於勉強呢？」或者擔心「哎呀！如果不行該怎麼樣才好呢？」由於受到不安的威脅，在無意識中就會產生一些否定想法。

而平常在無意識中所想之事，無法加以檢查，在自己不知不覺當中就蓄積了一些負面想念，而必須耗掉許多能量才能使自己希望之事實現。

另外一個很難使希望實現的情形，就是只要自己能實現這個希望即可，根本不在乎會傷害他人的我慾想法；或者想滿足不好的慾望時，希望也很難實現。

總之，要去除你的不安感，最好的方法就是利用配合呼吸法，想像希望實現的姿態。

這個冥想呼吸法，配合每一次呼吸，描繪實踐目標的情景，較容易集中，不易生雜念，對初學者來說，進行這種冥想是較容易的。你可以利用公司休息時間或是在車上的時候，每天持續這種冥想呼吸法。只要將過去的問題、過去的牽絆藉著心靈淨化冥想加以修正，一切就能夠順利了。

在我一開始時也會懷疑「真的會做得很順利嗎？」但是當成功例不斷累積出現時，後來我驚異地發現「怎麼這麼順利呀！」而漸漸能掌握好時機去實現自己的理想。潛在意識知道使個人得到幸福的方法論。所以一定要信賴潛在意識，只要將一切都交給它即可。

止觀冥想的注意點為何？

Q 利用「自我實現冥想法」而知道了止觀冥想的方法，是否可以立刻開始進行止觀冥想呢？請告知注意點。

A 止觀冥想是心靈淨化法的一種，但是你應該先進行在我的書《**心想事成冥想法**》中所寫的淨化法基本冥想，也就是內觀冥想。

內觀冥想與個人的一生有關，可以從製作自己的歷史年表開始進行。自己成長的過程，父母和自己的關係，叔父、叔母、兄弟姊妹之間血緣者的關係，學校的老師和朋友，出了社會的人際交流，自己受到照顧的情形、自己報恩的情形，以及為別人帶來麻煩的事情等，將重點集中於這三方面，寫下年表。從開始有記憶的幼兒期開始，一直到今天為止。

當然不可能一次完全寫出來，你可以先寫母親與自己的關係，其次寫父親和自己的關係，而每個人可以分別用一本筆記本來整理。

這時就能看清自己的整體像。因此，就可以將焦點特別集中在內觀中，對於感到迷惑的部分再進行冥想，這就是止觀冥想。

尤其是對他人造成困擾時，必須找出原因，在冥想中向他人道歉，希望和對方的關係能夠修復到理想形態。

能夠想像這種情形，而對方真的能展現笑容時，就表示在心中已經將這問題修正了。

如果冥想進行不順利時，腦海中浮現因這個事件而心中煩惱的對方臉孔，對方一定無法出現一張調和的臉。

「止觀冥想」，必須運用「內觀」找出自己的整體像，否則進展無法順利。

熟悉冥想呼吸法，最好的辦法是什麼？

Q 光靠閱讀書籍或實行，就能熟悉冥想呼吸法嗎？此外，包括滿月、大自然、光輝、止觀、內觀、人際關係調和冥想等自我實現冥想法，何者才能學會實際技巧呢？

A 關於冥想呼吸法的基本，在本書中已經詳細教導過，剩下的只要重複實際技巧的練習，習慣以後就能熟悉到某種程度。但是，自我實現冥想法的一切細節，是不可能如此簡單就熟悉的。

以前要跟隨師父學習冥想，如果自己使用錯誤方法任意進行，會產生危險性。因此，自己進行而無法得到成果的人，可以參加冥想座談會，學會秘訣即可。

例如光是為了學會內觀冥想，在參加座談會的二天內，以一對一的方式進行疑問解答，直到學習者能夠正確了解為止。只要領略某種程度的要領理解，然後回到自宅中持續進行即可。

就像是大掃除一樣，花一、二小時也不可能完全掃乾淨，平常如果不勤於打掃，恐怕打掃起來相當辛苦。

在心中也是同樣的情形，平常不打掃的人，心中堆積許多煙塵，尤其是年紀越大的人掃起來越辛苦。

但即使無法完全去除心中的煙塵，一旦開始去除，則潛在意識就會發揮作用，而且一旦發揮作用，就更想徹底淨化心靈。因此與煙塵去除的程度成正比，心中漸次產生爽快感。

其他關於滿月、大自然、光輝等冥想法，等到大家的心靈淨化達到某種階段時，我再進行一、二次指導即可。最困難的是要去除心靈的煙塵，這才是最重要的工作。

讓每一天都更好的根據何在？

Q 似乎有「任何事物，每一天、每一天都會更好！」的發想法存在，請問根據何在？

A 這是瑞士的心理學家克耶，對許多病人所使用的成果卓越治療法。包括「早起之後，我的生活每天、每天都更好！」或「我的視力一天比一天更好！」像口頭禪一樣，每天早上、晚上重複說這些話，使得語言（希望）成形，真的每天、每天都更好了。

例如視力〇・〇一的人，當然不可能立刻變成一・五的視力，可是我以前視力〇・〇一，現在卻能恢復到〇・四左右。以往不戴眼鏡不能走路，但現在於日常生活中不戴眼鏡也不會造成困擾。

因此，循序漸進，設定目標，才是最聰明的方法。像生病時，可以想「每天、每天會逐漸好轉」，而按照各階段追逐目標，就能達到自己的理想。自己也要對每一天都有自信。請一定要嘗試看看。

恢復視力的訓練要做到何種程度才有效？

Q 恢復視力的訓練要做到何種程度才有效呢？到底花了多少時間呢？

A 以我的情形而言，視力障礙是由於腸和腎臟機能不佳所造成的，因此，合併改善體質與恢復視力，花了大約二年的時間。

如果內臟並沒有問題，單只是眼睛視力不好的人，當然因個例而有不同，不過只要每天好好訓練，大概在三個月到半年左右就能產生效果。

七十一歲的書法老師手塚町子，認為絕對治不好的四十年極度近視，在訓練六個月後，從〇・一恢復為〇・八。而她到了這個年紀還能恢復視力，自己都覺得宛如作夢一般，非常高興。

以老花眼的例子來說，經過長年研究而寫下《三秒集中記憶術》一書，西元一九八七年以圓周率暗誦四萬位的世界紀錄，而在金氏世界紀錄上留名的友寄英哲，參加視力恢復座談會，持續訓練三個月後，已經不需要戴老花眼鏡了。

以上的兩個人都是非常忙碌的人，但卻能巧妙地將我所講的視力恢復法納入生活當中，而得到這些成果。

眼睛不好，大都不僅是單純的眼睛因素。眼睛不好的原因，可能與身心的壓力、緊張有關。所以，包括精神層面在內，都需要治療與訓練。

體質因人而異，各有不同，因此處理的方法也各有不同。只要努力，相信一定能夠恢復。希望各位一定要努力！

休閒保健叢書

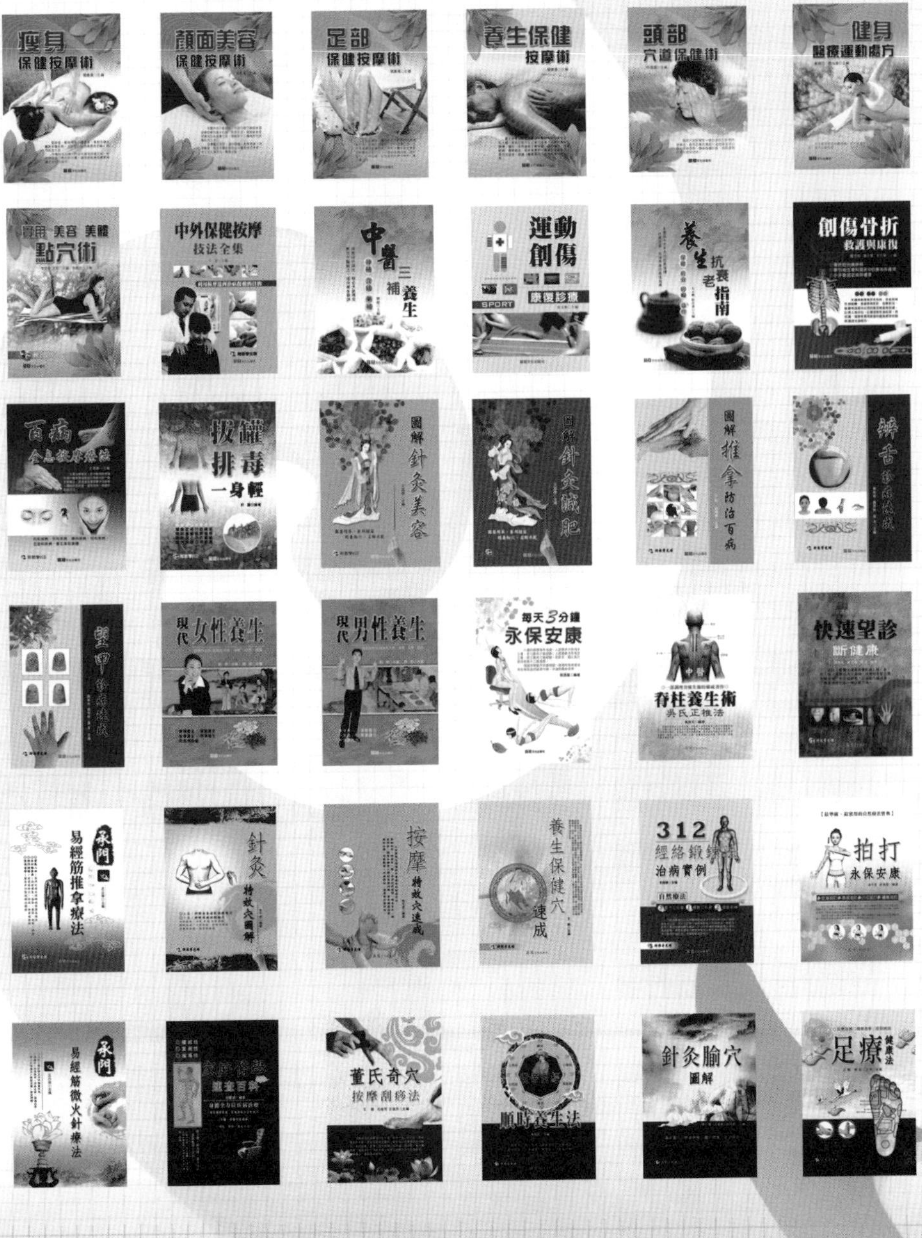
瘦身保健按摩術
顏面美容保健按摩術
足部保健按摩術
養生保健按摩術
頭部穴道保健術
健身醫療運動處方
實用美容美體點穴術
中外保健按摩技法全集
中醫三補養生
運動創傷康復診療
養生抗衰老指南
創傷骨折救護與康復
百病全息按摩療法
拔罐排毒一身輕
圖解針灸美容
圖解針灸減肥
圖解推拿防治百病
辨舌
望甲
現代女性養生
現代男性養生
每天3分鐘永保安康
脊柱養生術 吳氏正椎法
快速望診斷健康
承門易經筋推拿療法
針灸特效穴圖解
按摩特效穴速成
養生保健穴速成
312經絡鍛鍊治病實例
拍打永保安康
承門易經筋微火針療法
董氏奇穴按摩刮痧法
順時養生法
針灸腧穴圖解
足療健康法

圍棋輕鬆學

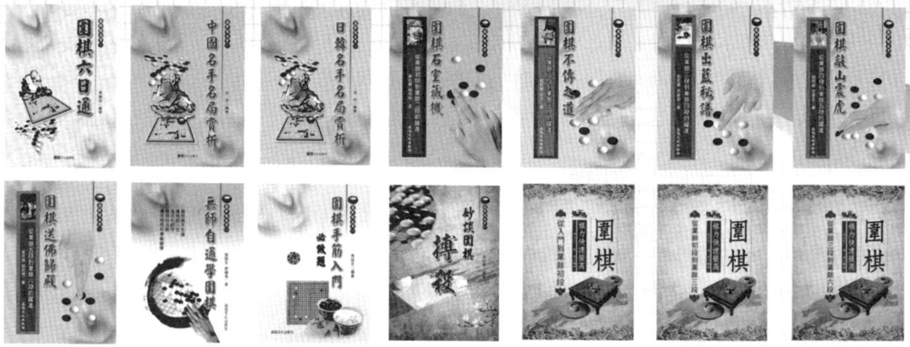

象棋輕鬆學

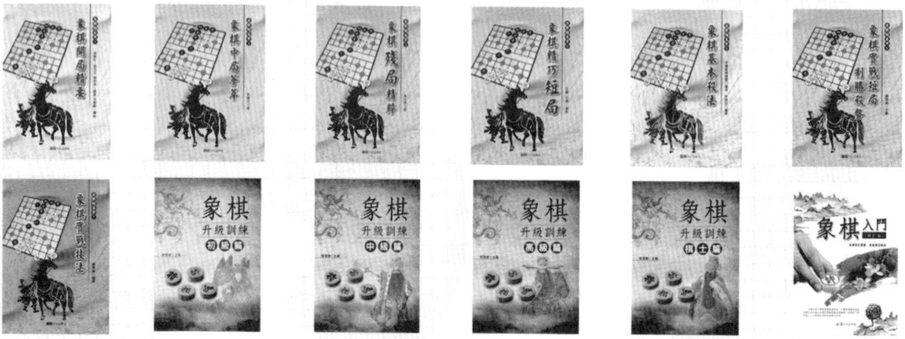

智力運動

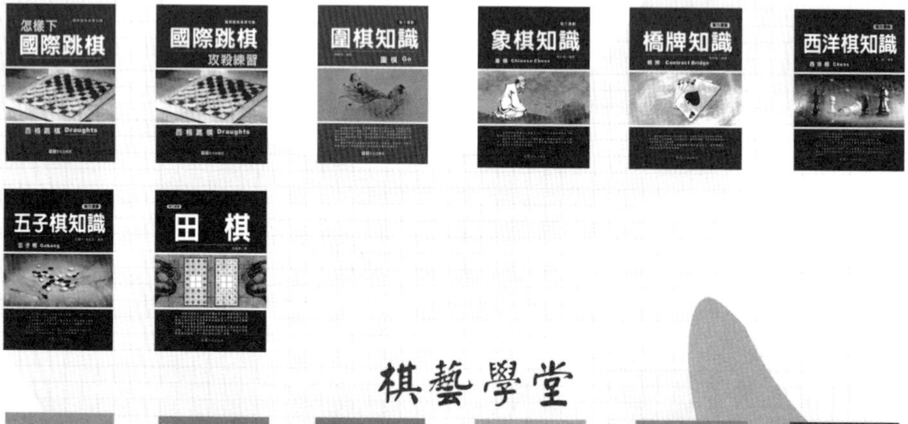

棋藝學堂

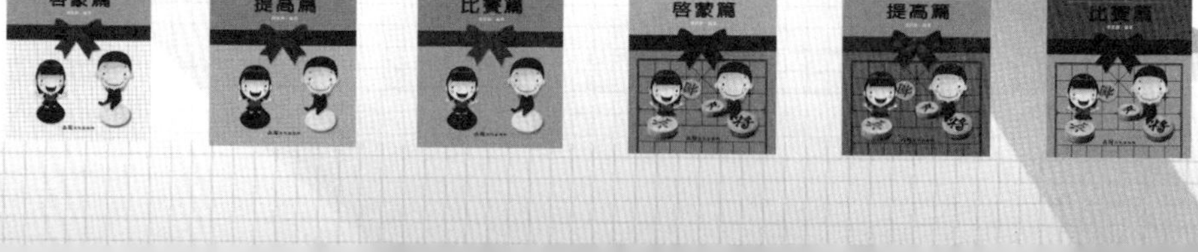

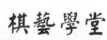

歡迎至本公司購買書籍

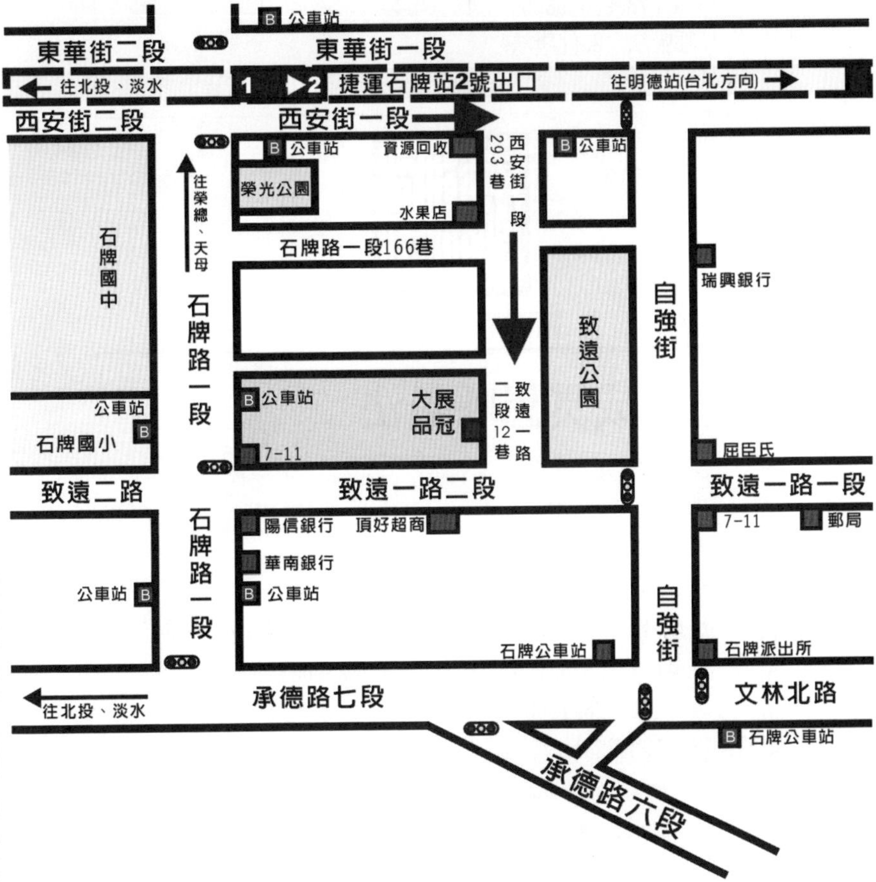

建議路線

1.搭乘捷運・公車

淡水線石牌站下車，由石牌捷運站2號出口出站(出站後靠右邊)，沿著捷運高架往台北方向走(往明德站方向)，其街名為西安街，約走100公尺(勿超過紅綠燈)，由西安街一段293巷進來(巷口有一公車站牌，站名為自強街口)，本公司位於致遠公園對面。搭公車者請於石牌站(石牌派出所)下車，走進自強街，遇致遠路口左轉，右手邊第一條巷子即為本社位置。

2.自行開車或騎車

由承德路接石牌路，看到陽信銀行右轉，此條即為致遠一路二段，在遇到自強街(紅綠燈)前的巷子(致遠公園)左轉，即可看到本公司招牌。

國家圖書館出版品預行編目資料

心想事成冥想呼吸法／蔡媛惠　編譯
——初版——臺北市，品冠文化，2021［民110.01］
面；21公分——（壽世養生；35）
ISBN 978-986-98051-3-1　（平裝）
1.呼吸法　2.健康法
411.12　　　　　　　　　　109017670

心想事成冥想呼吸法

編　　譯／蔡　媛　惠
整　　理／洪　　　洋
發 行 人／蔡　孟　甫
出 版 者／品冠文化出版社
社　　址／台北市北投區（石牌）致遠一路2段12巷1號
電　　話／（02）28233123・28236031・28236033
傳　　真／（02）28272069
郵政劃撥／19346241
網　　址／www.dah-jaan.com.tw
E-mail／service@dah-jaan.com.tw
登 記 證／北市建一字第227242號
承 印 者／傳興印刷有限公司
裝　　訂／佳昇興業有限公司
排 版 者／千兵企業有限公司
初版1刷／2021年（民110）1月

定　價／250 元

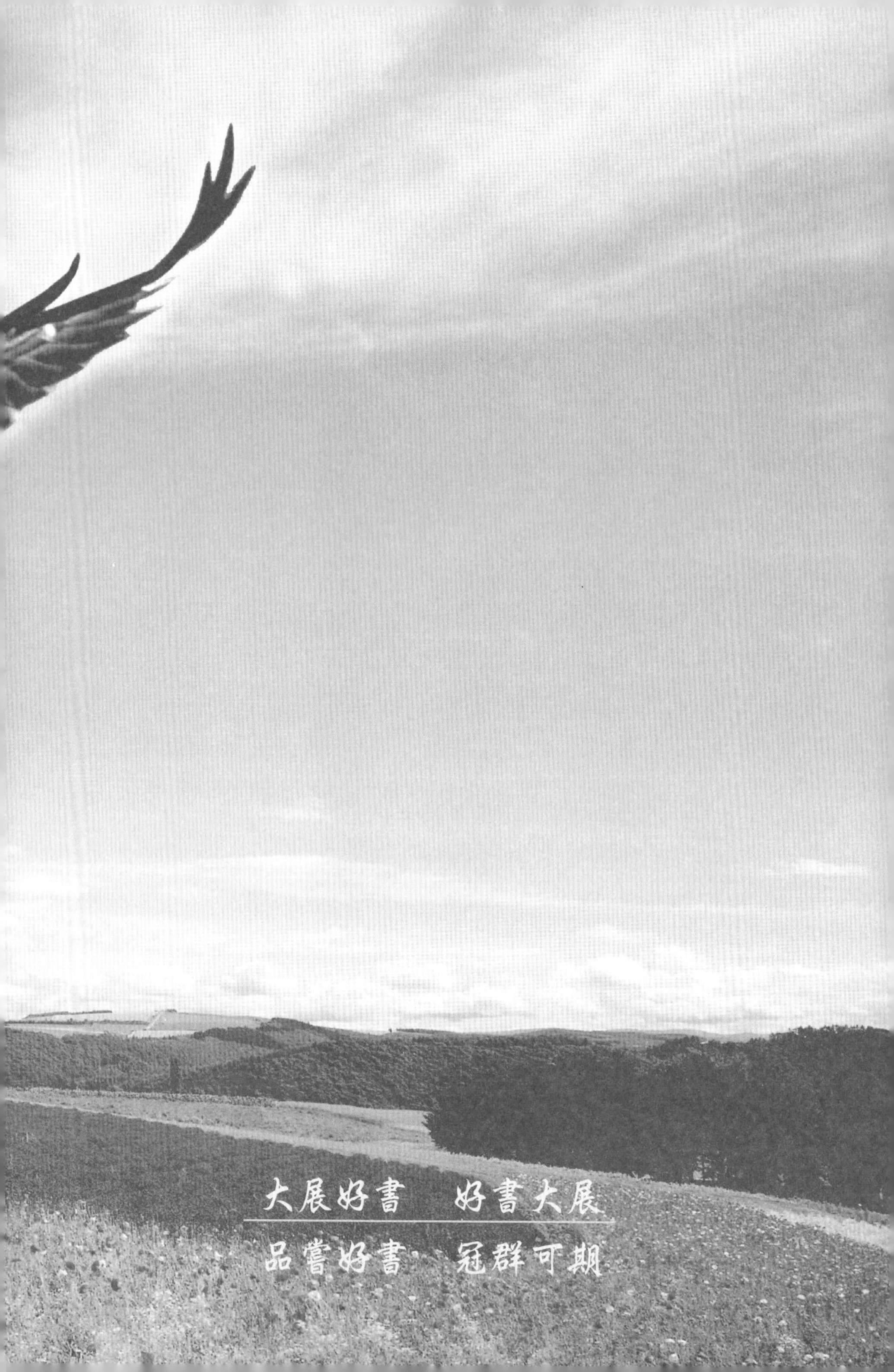
大展好書　好書大展
品嘗好書　冠群可期

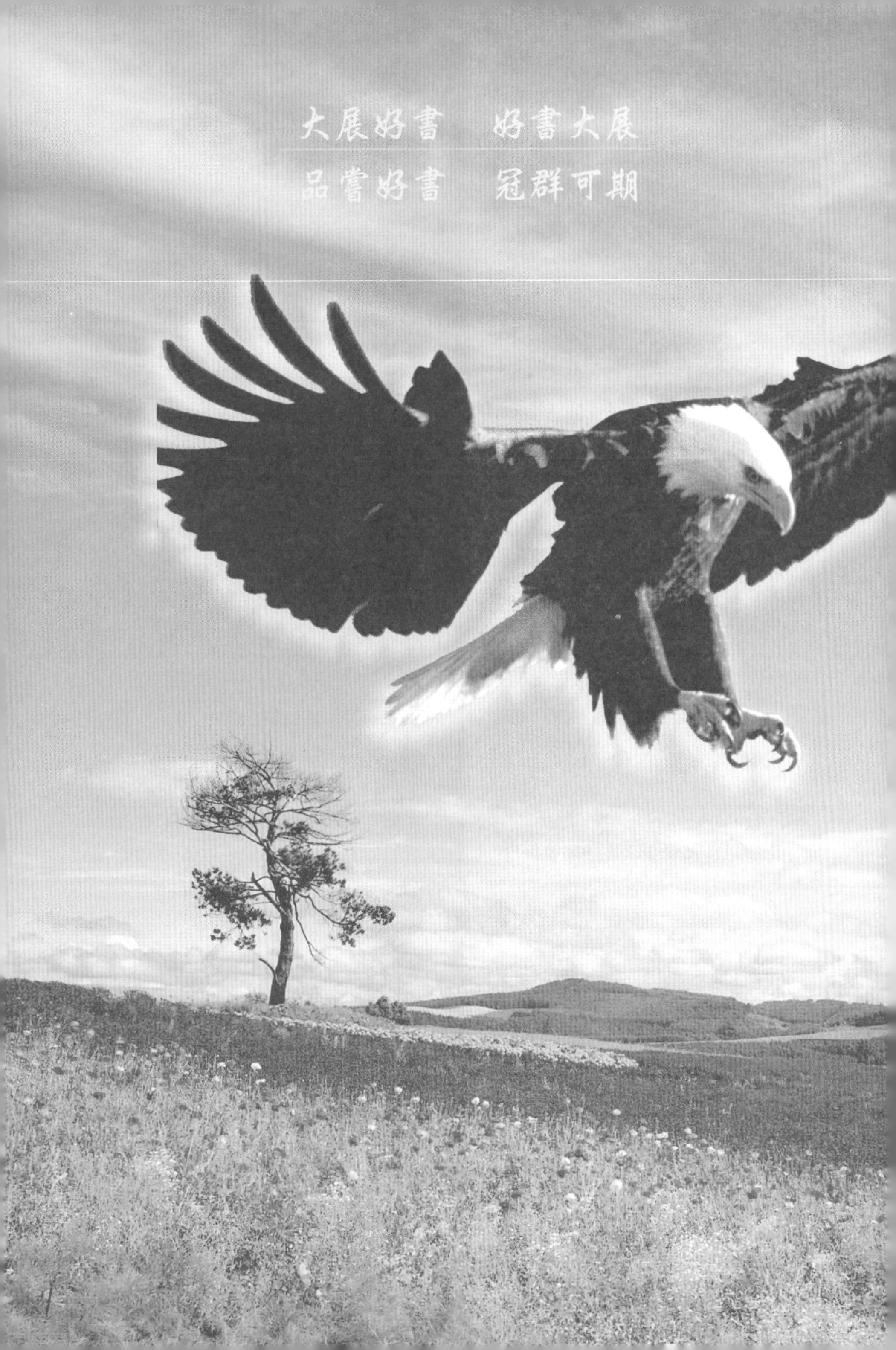
大展好書　好書大展
品嘗好書　冠群可期